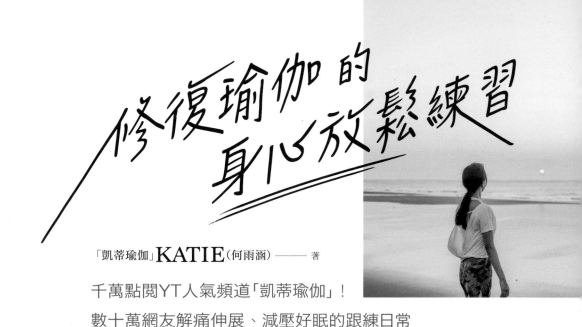

修復瑜伽的身心放鬆練習

「凱蒂瑜伽」**KATIE**（何雨涵）——— 著

千萬點閱YT人氣頻道「凱蒂瑜伽」！

數十萬網友解痛伸展、減壓好眠的跟練日常

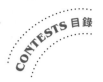

CONTESTS 目錄

Chapter *01*

不只修復，
更是找回平衡的放鬆練習

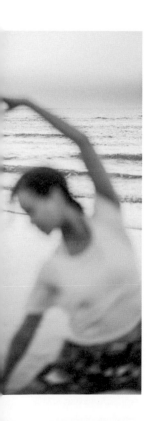

Chapter 02

以香氛和脈輪，
改善失衡的身心練習

Chapter *03*

15 個基本的
修復瑜伽動作

Chapter *04* ——————

凱蒂老師的私人瑜伽課

Chapter *05* ——————

和緩的流動與修復
10、15、30 分鐘的全身瑜伽練習

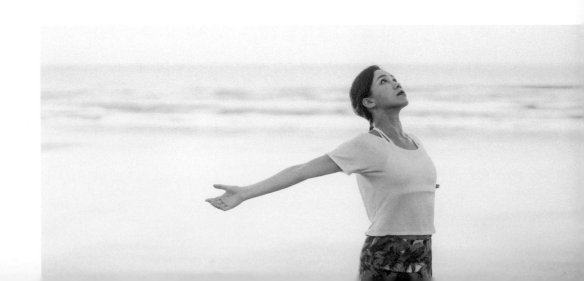

推薦序

察覺自己
已經夠好的練習

/ May Liu

　　初認識凱蒂老師是從粉絲的訊息得知，眾多粉絲限動中的運動打卡，一個會標註 May 的肌力訓練，另一個則是「Flow with Katie」的瑜伽伸展。

　　好奇心驅使下，我點入了 Katie 老師的瑜伽頻道，每一支影片用溫柔可親的聲音、難易適中的動作系列，串連一整套流動或伸展瑜伽。

　　除了非常佩服 Katie 長期經營社群背後的毅力，也從中感受的 Katie 不辭辛勞、不藏私的為各位女性、家庭主婦、上班族制定主題的「真心」，並從粉絲留言中獲得前進與創作的源源動力！

　　同樣身為鼓勵女性運動的 YouTuber（雖然是截然不同的領域）瞬間覺得：天阿！找到知己了！

　　而「瑜伽」之於我，又帶有什麼樣的意義呢？

　　從最早的故事開始講起吧！我曾是個一投入健身訓練成癮的女孩，可以

每天去健身房報到，希望肌肉能趕快長大，養成性感肌力體態。長肌肉並不是容易的過程，必須有縝密的鍛煉計劃、充足的營養、達到漸進式負荷等原則，而且需數年以上的堅持……

我做到了嗎？是的，我驕傲展現我的訓練成果，破不及待和女孩兒分享我的重訓成果，期望大家和我一樣，能突破種種迷思與社會限制，試著挑戰自己的極限！

然而，另一方面，我的心靈好像沒有因為外表的改變而滿足，反而開始陷入比較的負面情緒，肌肉因長年鍛煉感到緊繃，訓練表現則因疫情無法上健身房而大幅下降。我的價值在哪裡？我在退步！我還不夠好！

內在小孩在哭泣，那是來自小時候的我的聲音，告訴自己：必須比別人優秀是我的生存之道。無論是課業上、才藝上、打扮上……，不努力、不使盡力氣去證明，好像就感受不到自己的價值、覺得自己不值得被愛！

努力到了盡頭，才恍然悟到：自己的問題點始終不是「不夠好」，而是「永遠看不到自己的好」。

在社群上我曾分享一段話：「對飲食的嚴加掌控，對運動時間／強度的苛刻要求，就是達成成功的必要條件。」那如果…我們失敗了呢？如果我們沒有在所謂持續成長的道路上呢？

沒有人教會我們怎麼面對失敗，那些完美定義以外的挫折感、焦慮感，它們充斥著我們的生活，佔據我們的身心靈，卻鮮少人談論它或願意暴露自

己的不足，我們眼中只剩下在隧道底端尚未達成的目標。

　　而我想瑜伽就是在練習的過程中傳遞著我們需要的重要訊息：你很好了、全然接受它、放下那些所求、不加以批判。

　　我很喜歡本書中的一段話：「了解有時什麼都不做，只是在當下休息，可能是最強大、最支持和治癒的實踐之一。」從修復瑜伽中，可以幫助我們從「察覺」中找到身體緊張的來源，平衡過於忙碌的生活節奏，緩減心中的焦慮感，進而增加源於內在的幸福感受！

　　我想，這尤其是在疫後時代我們急為需要的一本好書。

凱蒂，
我 不 想 努 力 了

/ 路嘉怡

認識凱蒂瑜伽是疫情期間最意外的驚喜，這一切直接改變了我的生活。

在疫情之前，我一直是個有著嚴重身材焦慮的女子，每週兩次重訓教練課，雖不情願但帶著「不這麼做就會胖死」的恐懼，還是不間斷堅持了六年以上的時間。

直到疫情居家期間，不能去健身房訓練了，想著每天窩在家煮菜吃飯、這樣下去怎麼得了啊。於是打開網路搜尋，發現了凱蒂瑜伽。

從沒接觸過瑜伽的我，從第一支影片開始跟著凱蒂做瑜伽，就非常神奇的無法自拔的繼續了。所謂的無法自拔，那是一種身體純粹的渴望，而非頭腦糾結的分析所導致的。每天起床喝一杯黑咖啡，身體好像霸道的奪取了主控權，我自動換好運動服，鋪好瑜伽墊，打開 Ipad，點開凱蒂的影片，然後就開始享受 30 分鐘的瑜伽時間。我的身體一直洋溢著幸福感受，那是其他運

動所不能給我的，好享受、好放鬆，甚至是無比的愉悅。之後像凱蒂說的，帶著這樣的內在專注，開始著一天的生活。

我努力思考著這所有的變化，我發現這其中最吸引我的，是因為「瑜伽是自己和自己的對話」。那是一種無需擔心、不用比較、不必勉強的過程，與自我對話，接受自己此時此刻不管是任何狀態的，無盡包容。

就這樣，從點開凱蒂影片的那一天開始，到現在的每一天，瑜伽已經成為我開啟美好一天的儀式感，然後，偷偷告訴你，我竟然不知不覺瘦了三公斤。

謝謝凱蒂，謝謝瑜伽，謝謝自己。

在每一個動作裡，
允許自己安穩地放鬆

好像很多人以為瑜伽老師的日常很「仙」——靜坐冥想、練習瑜伽、閱讀經典……似乎比別人更接近什麼，但其實沒有，我們只是花比較多時間在執行這些心靈層面的事情而已，至少我可以跟你保證，我依然擁有許多煩惱，而這些煩惱也跟多數人一樣，圍繞在工作、家庭、生活、與他人的關係、與自己的關係上。

但有沒有可能這些其實都不是問題，只是我們製造想像出來的難關？真正的問題是我們如何看待這些事情，以及如何面對這些狀態？

從我們的行動中學習是我們發展智慧的方式，是辨別自己和周圍世界的能力；我們越願意誠實看待自己的生活，就越有機會增長智慧。

最初，我愛上瑜伽的契機是從流動風格開始，我喜歡汗水、喜歡動作搭配呼吸的快速移動，但漸漸的，在一週六天的自我練習，和每週十多堂課都

與流動瑜伽相處的過程中，我發現我需要一個截然不同的休息時光、需要改變運用身體的方式。

印象很深刻的第一堂修復瑜伽課，一走進教室就被溫柔的燈光、放鬆的氣味、既安定又沈澱的音樂，和很多很多的輔具給療癒到。每一個姿勢都停留很長的一段時間，能充分連結自己的身體與心。當我同時懷著好奇去探索各個部位的感受與呼吸引導，並嘗試著安住在動作裡時，這一連串的經驗讓我得到了滋養，擁有充分的放鬆體驗。

放鬆是需要練習的，允許自己不要那麼努力，更是需要反覆演練。嘗試放下一些執著，重新去衡量自己的人生，哪些是真的對自己有幫助、有意義的，哪些事情只是我想要、但其實可以不做的？

修復瑜伽是一個很棒的工具！善用此工具，你將學習到如何在日常生活中遇到不同困難的情況下保持平衡心態，讓自己喘口氣、深呼吸、多觀察與調整，更能學會善待自己與照顧你身邊的人。

Katie

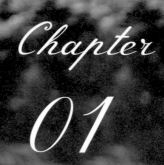

Chapter

01

不只修復，
更是找回平衡的
放鬆練習

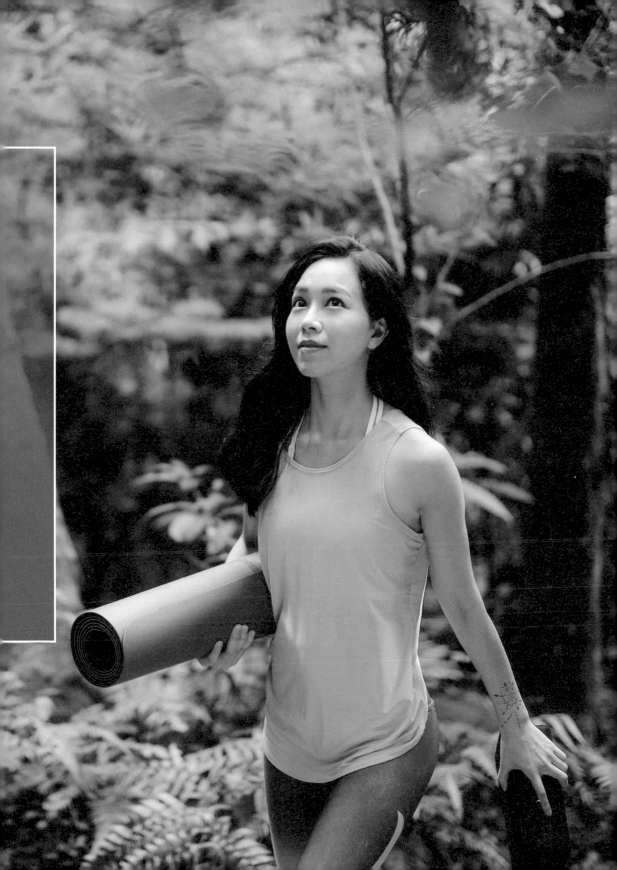

讓身心維持
穩定平和的力量

你還記得真正放鬆的感覺嗎？

你的身體如此柔軟、柔順，那是一種悠閒的感覺，從遠處看著一切的發生，臉上掛著溫暖的笑容，毫無疑問的知道一切都很好，在這種狀態下，你知道生活本來就是這樣，沒有什麼可以接受或拒絕的。

你還記得在你的真實本性中休息是什麼感覺嗎？

　　瑜伽的真正意義是體驗聯合，看穿做為一個獨立存在的幻覺，看到我們都是由相同的能量構成的，這是所有存在的基礎。

　　對我來說，修復瑜伽是一種深度放鬆的好方法，可以充分放慢腳步並擁抱休息的力量！了解有時什麼都不做，只是在當下休息，可能是最強大、最支持和最治癒的實踐之一。

放鬆，也是需要學習的

　　修復瑜伽看起來非常被動，好似沒有在練習，與我們習以為常的瑜伽有著截然不同的進行模式，但同樣具有強大且廣泛的好處！除了有助於平衡我們忙碌的生活節奏，更能充分緩解與壓力相關的身體和情緒問題。

　　我們使用瑜伽墊、繩、磚和毯等輔具，來完全支撐身體的姿勢（但是，根據你的靈活性，你可能並不一定需要道具），我們在每個姿勢當中舒服地停留較長的一段時間（保持 3 到 5 分鐘或更長時間的修復瑜伽姿勢，這比其他典型的瑜伽風格要長得多，其他典型的瑜伽姿勢可能會保持幾秒鐘到幾分鐘）。

　　修復瑜伽的美妙之處，在於我們不必透過收縮肌肉來努力鍛鍊，雖然我們經常認為需要「更加努力」才能增加靈活性，但事實上，我們可以通過軟化

和放鬆來獲得更多的開放，而不僅僅是通過強而有力的體位法或啟動肌肉的練習來實現目標。

這種修復瑜伽風格最棒的優點之一，是幾乎任何人都可以毫無門檻的開始練習，因為修復瑜伽能根據你的獨特需求修改姿勢。

減壓、放鬆、改善睡眠和疼痛的修復瑜伽

我經常在私人瑜伽課程中使用修復瑜伽序列技巧，發現各種年齡層同學，都能經由練習找到深度放鬆和滋養身心，並使用這些練習來減輕壓力、恢復活力，被引導到一種輕鬆的狀態。

每個班級或每次上課都有著不同的練習重點，例如：

1. 髖部旋轉和支撐後彎，可輕輕釋放臀部的張力。

2. 扭轉以支持脊柱和消化系統。

3. 令人心曠神怡的姿勢，釋放情緒並邀請同情和愛。

4. 支持倒立，讓疲憊的雙腿和酸痛的雙腳恢復活力。

5. 向前折疊以邀請放鬆的能量並平靜神經系統。

修復瑜伽的好處與其他瑜伽風格的許多好處相似，包括：

1. 增加放鬆：深呼吸可以使神經系統平靜，促進放鬆。

2. 更好的睡眠：你越放鬆，你獲得良好睡眠的機會就越大。

3. 更好的心情：瑜伽可以幫助那些有壓力、焦慮、抑鬱和其他情緒障礙的人控制他們的症狀，增加幸福感。

4. 減輕疼痛：包括修復瑜伽在內的不同風格瑜伽練習，有助於治療肌肉骨骼疼痛。

5. 對身體溫和伸展：修復瑜伽練習對關節溫和，持續練習，可以加強骨骼和關節周圍的結締組織。

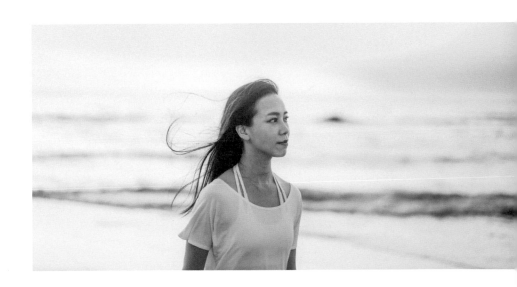

主動找到身心緊張的來源，並做出改變

時常在課堂或網路上收到關於修復瑜伽的提問：與其他的瑜伽練習，「修復」的差別在哪裡？

前面我提到了修復瑜伽和其他瑜伽練習風格相同的好處，其實，最關鍵的區別就在於「方法」。

緩慢地伸展與停留，專注於「自己」的練習

在修復瑜伽序列中，仍然會有伸展的動作，但鼓勵大家藉助道具在伸展中充分放鬆，可以釋放緊張感並專注於呼吸，有助於啟動副交感神經系統（負責休息／消化過程），同時幫助我們發現到自己經常超速使用身體，不自覺地承受著過度負荷的感覺。

修復瑜伽是將「冥想」作為一種身體的、具體化的體驗來練習的方式，對於我們之中的許多人來說，哈達瑜伽或流動瑜伽等等練習，一不小心就很容易成為另一個過度努力或陷入完成或奮力提升姿勢的機會。

修復瑜伽的本質，就是關於「怎樣才能讓身心放鬆？怎樣才能『少做一些』？」

修復瑜伽所涉及的實際努力，是願意觀察我們保持緊張的方式和位置，並在地面上放鬆身體，讓呼吸更多的進入，藉此使得「緊張」得以緩和或減少；發現我們在哪裡以及如何保持緊張，有助於找到改變的空間，這樣一來，「緊張」就不會限制我們的身體、情感和心理健康，以及身體的舒適度。

在不同的身心狀態下，回歸和諧與平衡

我們傾向於要求自己使用肌肉發達的身體執行更多活動，但卻渾然未知在一整天的日常生活下來，身體已經超過自以為可以承受的負荷了。

在修復瑜伽的練習中，學習放開所有的肌肉力量，相信大地會完全支撐我們；如果發現我們仍然在某個地方支撐自己，會在下一次呼吸時再次放開。

這在身體中創造了深度的釋放和放鬆，並教會我們如何在有壓力的情況下繼續心平氣和的工作和做事，能以更加清晰且明智的方式回到日常的活動中——包含生活、工作和家庭等。

或許你已經在定期的瑜伽練習，或是正進行著游泳、重訓、跑步……等規律的運動計劃，但不知道大家有沒有觀察留意過，當只朝著單一個方向努力時，我們就會失去平衡，使得優勢越來越強，但劣勢也越來越弱。

瑜伽之所以發展成如此多元的風格，就是為了讓我們能在不同的身心狀態時，受益於截然不同的瑜伽練習，直接以最有效果的方式對應當下的需求，幫助我們實現真正的身心和諧。

問問自己，現在需要什麼？

如果你感到焦慮並且需要釋放，請選擇放鬆的課程，例如：舒緩瑜伽、陰瑜伽或修復瑜伽。如果你整天坐著並且需要更多的活動能力，請參加快節奏的課程，例如：流動瑜伽或是火箭瑜伽。認真傾聽你的身體，問問自己：「我感覺如何？我需要什麼？」

我們是自己的專家，可以依靠直覺來引導自我朝著正確的方向前進，以確保我們的幸福。除了上述的「焦慮、需要釋放／久坐、需要活動」之外，各種身心狀況都有相對應的瑜伽風格可以選擇；尤其如果感冒了，症狀通常會伴隨著打噴嚏、流鼻水或是咳嗽，這時候修復瑜伽就是一種很好的支持方式，不僅鼓勵多休息，透過特定的一些姿勢，更有助於緩解鼻竇壓力，增加血液循環，幫助你更輕鬆的呼吸。

透過修復瑜伽的練習，身心會變得更加柔軟，這意味著我們也可以創造空間來接觸我們的同情心，以及對他人和自我理解的自然品質。

接地、完整、充分的呼吸，修復瑜伽的「安靜」能引發放鬆反應，這是一種告訴我們「現在是安全」的神經反應，將我們從逃跑或戰鬥模式中拉出來，啟動身體的自我修復過程。 藉由主動進行修復瑜伽的過程，我們的神經反應將從擔心（逃跑或戰鬥模式）、保持安全，轉變為促進長期健康的長壽系統，包括消化、消除、繁殖、生長和修復以及免疫。

修復「過度努力」的自我要求

當我們開髖而感受到髖變得更加開放，當我們建立肌肉力量而確實感受到身體更加強壯，但這一切的努力和進步，該在哪裡結束？

我們通常傾向於無法滿足自己所體驗的狀態，而陷入了一個渴望的循環——更多的開放（強壯），更多的開放（強壯），更多的開放（強壯）！（想做到

更難的姿勢、更久的停留、更強的重量！）

「不要太緊、不要太鬆」的平衡練習

隨著我們的練習進入新的水平，或當你希望自己的練習產生質量的變化，我們可以開始進行更微妙的行動和改進。

隨著身體變得更加活躍和敏感，我們注意到自己不再需要它以超高強度來工作。當然，我們仍然需要付出努力，但是要付出多少努力呢？由於瑜伽是身心的結合，我們可以從身體和心理兩個角度來尋找這個問題的答案。

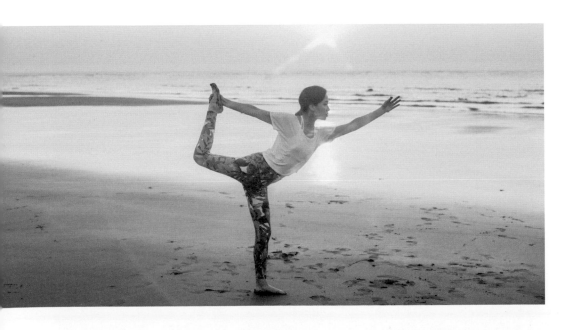

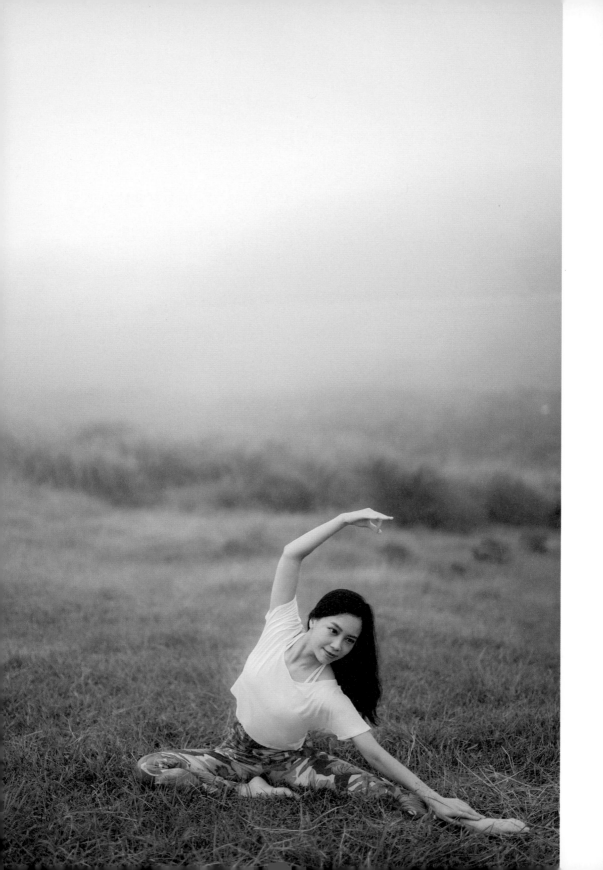

瑜伽的工具包括思想和身體，無論想到什麼、感受到什麼，都會影響到如何使用我們的身體，反之亦然。

「不要太緊，不要太鬆」——這個有用的概念為我們提供了關於如何努力工作、何時放鬆、何時該使用更多的股四頭肌、何時釋放肩膀的壓力……等，這種緊實和軟化、推進和放鬆、調理和釋放的來回交替，是我們在體位法練習中找到平衡的方式。

在更深的層面探討上，「不要太緊，不要太鬆」，提醒我們沒有什麼是堅固的或永久的。當從一個姿勢過渡到下一個姿勢時，你完全離開了一種體驗並進入了一種新體驗，舊姿勢不再存在，這是一種將對齊、呼吸和注意力集中到一個物理形狀中的瞬間，然後它就消失了。

這個概念也適用於我們的日常生活。你能在每一次體驗各種事件或情緒的中間，參與到足以支持這個過程的同時釋放努力，讓這份體驗在你身上和內在變得更鮮活，通過這樣做，我們在生活中獲得了平衡感。「不要太緊，不要太鬆」像是一個印記，一個在出現危急情況時放下驚慌與奮力抵抗的新習慣。

讓我們體驗各種瑜伽風格，並從這些風格中找到並創造屬於自己的平衡。

練習「暫停」的時刻：
休息和接受，不執著

　　無論希望透過瑜伽練習關注的是身體、心理、情感還是精神，無論在練習中投注多少熱情，我們並不總是按照自己期望的方式進步。無論目標是緩解緊張的腿筋、學習具有挑戰性的手臂平衡，管理壓力或是讓我們的思緒平靜，有時仍然感覺到，自己在日復一日的練習中處於完全相同的位置。

接受停滯不前或是沒有進展的現況

對於練習必會帶來進步抱持越大的信念，當事情沒有按計劃進行時，我們往往會感覺越糟。有時瑜伽練習似乎並不奏效？這是否代表瑜伽的失敗？

也許明顯缺乏進展並不是放棄的理由，而是重新審視自己的機會。無論是在瑜伽還是其他方面，想要立即解決問題是很自然的人性。

但較為重大的問題，鮮有快速的解決辦法，尤其是關於持續的健康問題。改進並不總是可預測的或線性的，可能看起來或感覺就像向前兩步之後，又向後退一步。

當我們解決問題的一個方面時，其他方面就會顯現出來；當我們想要立即解脫時，這些曝露的問題都會令人沮喪。在這種情況下，必須對於改進可能是什麼樣子，以及需要多長時間培養更現實的期望。

我們的思緒會不斷地變動，隨著情況的慢慢好轉，很容易忘記我們從哪裡開始。

別忽視微小的變化和影響

推薦大家善用客觀證據，例如日記、筆記，這些日常紀錄可以追蹤和突

顯那些非常微妙或看似微不足道的變化，否則它們相當容易被忽視。

舉個例子，有一位同學希望使用瑜伽練習來改善睡眠品質。

在練習瑜伽之前，他需要長達一個小時才能入睡，每晚醒來四、五次，並且早上起床時感覺遲鈍、疲累。

他注意到修復瑜伽和冥想課程對於晚上的睡眠略有改善，並開始在每晚睡前練習他最喜歡的修復瑜伽姿勢。幾個星期後，他仍然需要一點時間才能入睡，仍然每晚醒來兩、三次，早上感覺反應速度緩慢，但不至於遲鈍。

睡眠質量仍然是他主要的困擾，而他認為雖然進行了睡前修復瑜伽，但沒有任何改善。

但如果這位同學記錄了他的瑜伽練習和睡眠質量，客觀的外部見證將使他看到變化實際上正在發生，這是一種緩慢但肯定的過程：從一開始得花一小時翻來覆去才能入睡，到漸漸減少這段翻身的時間；從一晚醒來四至五次，減少為兩至三次，早上起床時也不像一開始那樣感覺遲鈍，甚至像是沒睡過一般的疲累。

當我們重新審視身心以適應生活需求時，很明顯，**我們在瑜伽練習之外所做的事情，與在瑜伽練習中所做的事情一樣具有影響力。**

如同前一個想改善睡眠狀況的同學，或許該戒掉下午因昏昏欲睡而太晚喝的一杯咖啡，或是晚餐時喝了一、兩杯酒，也可能是晚上上床前最後看了一眼電子郵件，並且回覆了幾則訊息……這些都可能會與瑜伽練習的效果起

到抵消作用。

每個人都是不同的，適用於一個人甚至大多數人的方法，不一定適用於所有人；不管你的實踐有多受歡迎，研究支持的數據有多好，無論你在應用中多麼專注和勤奮，它仍然可能達不到預期的效果。

因此，如果你已經努力練習了一段時間，但仍然沒有看到實際的好處，那麼可能是時候改變策略了。

調整時間、選擇類型，瑜伽練習的靈活運用建議

我的建議是，在特別繁忙、快速移動的日子裡，選擇平靜的瑜伽課；在焦躁、不耐煩的狀態下，避免會增加壓力與競爭氣氛（與自己競爭）的練習；當心情沉重、慵懶時，選擇一個能讓你動起來、流汗的課程。

瑜伽提供了各種各樣的練習，讓我們一起更靈活的使用它：

〔建議 1〕如果你是一個專注於力量建立的瑜伽練習者，熱愛流動瑜珈、火箭瑜伽課程，試著每週把一節課換掉，以獲得寧靜的體驗。

嘗試換成舒緩瑜伽、陰瑜伽或修復瑜伽。你可能會發現自己既喜歡突破挑戰，也喜歡放慢腳步和放鬆的機會。

〔建議 2〕如果你傾向於在一天結束時練習充滿力量的瑜伽，嘗試改到早上進行吧！晚上則用 10 到 30 分鐘的呼吸練習或冥想代替這項活動，以幫助你從一天中放鬆下來。

〔建議 3〕在家裡創造一個可以練習瑜伽的空間。老師的指導和班上同學們的能量可以彼此激勵，而在自己家中寧靜祥和的環境中，能透過較少的刺激獲得其他健康好處。

〔建議 4〕每天在同一時間練習。常規對身體和心靈會產生鎮靜作用。

〔建議 5〕嘗試以 65% 到 75% 的能力工作。對自己溫柔一點是什麼感覺？讓你的瑜伽練習試著少努力一些。

〔建議 6〕專注於你的呼吸，深長、緩慢的吸氣和更澈底的吐氣。這可以舒緩神經系統，讓全身放鬆。

〔建議 7〕盡可能在你熟悉的動作裡閉上眼睛練習，並在大休息（攤屍式）期間使用眼枕。我們的眼睛因在長時間看著電腦和其他 3C 產品上工作而感到特別疲累，Pratyahara 感官收攝，可以提供治療和自由進入內心感受出現的情緒和感覺。

〔建議 8〕不要在大休息（攤屍式）之前離開，留下來陶醉其中，即便在家中自我練習也是如此，躺在那裡，什麼也不做。讓你的整個身體從它所做的一切中休息一下。

〔建議 9〕瑜伽課結束後，不要急於查看手機。盡量拉長電子郵件和電

話的待覆時間，即使只有遠離手機 15 分鐘，也可能是你一天中最解放的時間。

別太執著原先設定的練習目標

真正的瑜伽練習，比我們在墊子範圍內所做的更廣泛、更深入。

許多瑜伽哲學提到的一個重要概念：不執著。我們可以耐心而堅持不懈的練習，同時尋求改變，而不是緊緊抓住我們用來尋找改變的方法，我們甚至可能需要留出空間來改變我們對成功結果的看法。

瑜伽練習是一種轉變，但它並不總是快速簡單的那種，有時甚至不是我們認為自己想要的轉變。

一開始是為了改善睡眠、靈活的動作、挑戰恐懼、良好的姿勢或管理壓力，結果可能會變成完全出乎意料的旅程。

無論是否有意識的察覺到我們在瑜伽墊上學習的好處，瑜伽練習都可能悄悄地教會我們改變對於日常生活的方法和期望；**接受這種轉變，放下執著與任何原本認為「應該如此」的想像**，或許不如預期、看似停滯不前，但別急著太早下定論，或許這是一個短暫的暫停，讓我們更有機會平衡身心，平衡生活。

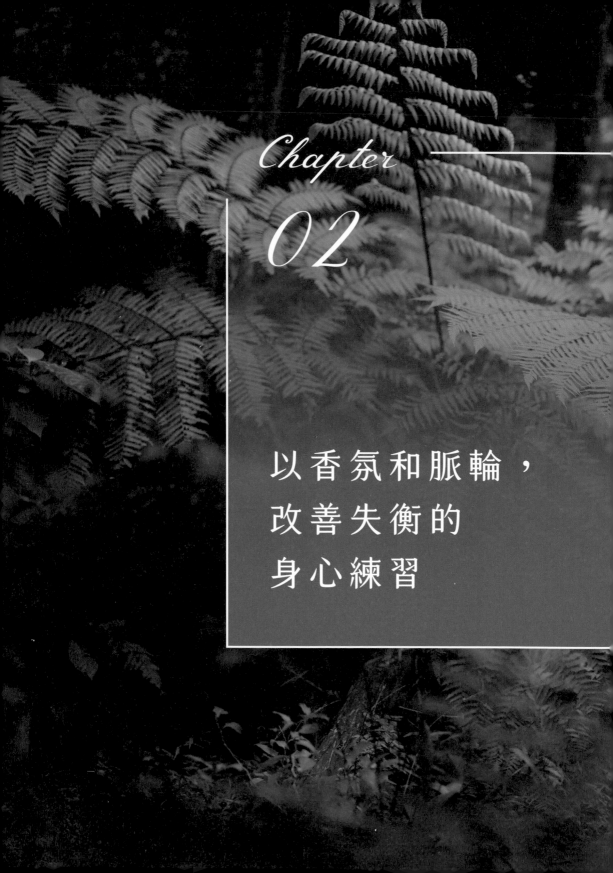

Chapter

02

以香氛和脈輪，
改善失衡的
身心練習

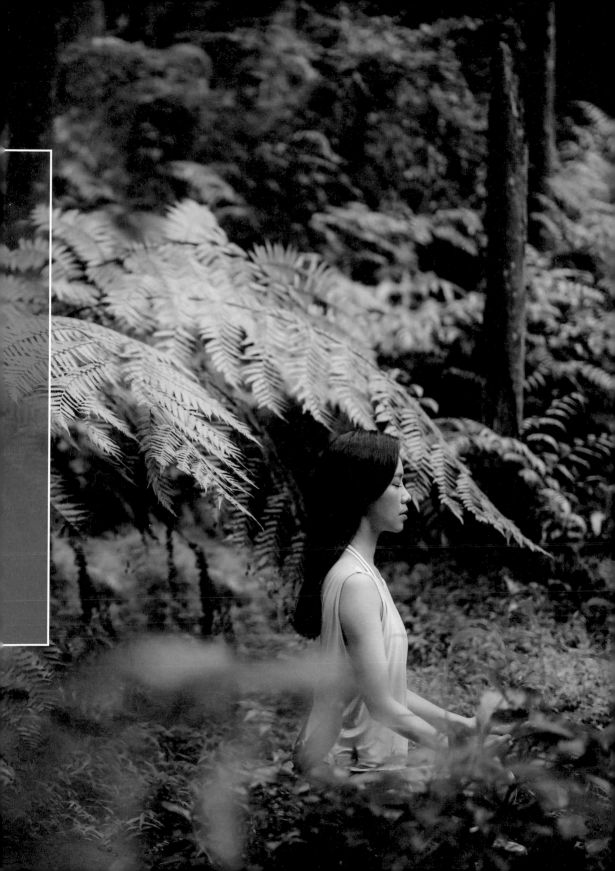

對應七大脈輪的
瑜伽練習和平衡香氛

　　芳香植物能幫助冥想和改變情緒，選擇適合的香氣，可以讓你所設定的練習意圖更加明確，並營造出一種鼓勵正念和平衡思考的環境，從而進一步增強瑜伽練習的益處。例如：

　　想要靜心專注，乳香、檀香具安撫作用，在沈澱思緒的修復瑜伽使用，能更深度的放下。

　　想要清新甦醒，尤加利、迷迭香的提振效果佳，讓早晨的流動瑜伽更有朝氣。

　　需要舒眠安神，薰衣草、羅馬洋甘菊能緩解壓力與焦慮，加入睡前儀式更容易一夜好眠。

　　瑜伽是平衡脈輪（Chakra）的其中一種方式，搭配相對應的精油使用，則更能強化其效果。

　　人體主要有七個脈輪，始於脊柱的底部，並一直對齊到頭頂。由下至上分別是：海底輪（根輪）、生殖輪（本我輪）、太陽輪（太陽神經叢）、心輪、喉輪、眉心輪（三眼輪）、頂輪，代表的顏色由下而上近似彩虹的七個顏色。三個下輪與身體和感覺有關，而四個上輪則與直覺內在聯繫，和思想精神有關。

　　七個脈輪都很重要，並且相互連接；通常平衡一個脈輪，會相對改變另一個脈輪。接下來就說明各個脈輪的象徵意義、代表顏色和元素，以及平衡脈輪的瑜伽動作和精油，並提出脈輪失衡的代表狀態，可以一一檢視自己的現況，並藉由不同的瑜伽練習，找回身心的平衡。

01 海底輪 │根輪│
THE ROOT CHAKRA

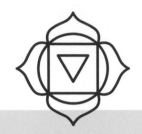

專注於基本信任，安全感和歸屬感

顏　　色	紅色	元　　素	土

失衡徵兆	感覺呆滯、昏昏欲睡、擔心財務狀況、對自己的身體感到困頓和不滿意

瑜伽練習	山式、嬰兒式、站姿前彎、英雄二、橋式、花環式、大休息

平衡精油	乳香、雪松、沒藥、廣藿香、岩蘭草

 調和按摩油於足部按摩是平衡根脈輪的好方法，調節你的踏實感和穩定感。

　　海底輪位於脊柱的底部，幫助你感到腳踏實地並能夠承受挑戰。

　　阻塞的海底輪可能表現出的身體問題，如關節炎、便秘、膀胱或結腸問題等等；在情緒上，或許是在財務、基本需求（幸福感）感到不安全而產生問題。基本信任和歸屬感，如家庭忠誠度、信仰和價值觀，基本安全感，例如食物和住所。平衡海底輪可以幫助你感到踏實、安全、穩定、接地、自由，會對自己和周圍的人更有同情心和耐心。

02 生殖輪 │本我輪│
THE SACRAL CHAKRA

專注於性和創造力

顏　色	橙色	元　素	水

失衡徵兆　情緒疏遠、性慾減退、受傷和困惑

瑜伽練習　束腳式、鴿式、雙鴿式、快樂寶寶式、青蛙式、
坐姿分腿前彎

平衡精油　鼠尾草、橙花、廣藿香、甜橙、依蘭依蘭、佛手柑

調和按摩油於下背部、下腹部按摩。

生殖輪位於肚臍下方。負責你的性能量和創造力，還與如何處理自己的情緒以及他人的情緒有關。阻塞的海底輪可能表垷在貧血、腎臟和膀胱問題、生理期不順和陽痿等身體狀況上。在情感上，生殖輪與自我價值感有關，更具體地說，與我們圍繞快樂、性慾和創造力的自我價值感有關。如果你意識到在人際相處的關係中，容易感到內疚或總是拒絕，而引發焦慮、恐懼和擔憂狀態，就很有可能是脈輪失衡的徵兆。

03 太陽輪 │太陽神經叢│
THE SOLAR PLEXUS CHAKRA

專注於智慧和力量

顏　　色	黃色	元　　素	火

失衡徵兆 感到無能為力、焦慮、直覺、胃痛

瑜伽練習 平板式、英雄三、船式、蝗蟲式、
反向平板式、側平板式

平衡精油 天竺葵、生薑、葡萄柚、薄荷、檸檬草

輕柔的腹部按摩會影響太陽神經叢脈輪的功能，從而影響調節你的腸道功能。

　　太陽輪位於胃部區域，它負責建立自信和自尊，並幫助你感覺可以掌控自己的生活。這是我們將想法付諸行動的地方，是決心、意志力、目的和方向。所有這些品質結合起來，創造出自信和內在力量的感覺。第三脈輪的阻塞通常是由消化問題引起的，如潰瘍、胃灼熱、飲食失調和消化不良。

04 心輪
THE HEART CHAKRA

專注於愛和治癒

顏　　色	綠色	元　　素	氣

失衡徵兆	害怕愛和承諾、懷恨在心、哮喘或呼吸系統問題
瑜伽練習	眼鏡蛇式、弓式、輪式、駱駝式、舞王式、臥英雄式、狂野式、新月式
平衡精油	茉莉花、玫瑰、玫瑰草、天竺葵、甜馬鬱蘭
●●●	使用芳香膏油塗抹在胸骨上或按摩到中間背部區域。

　　心輪位於心臟附近，在胸部中央。心輪是關於愛和表現同情、治癒的能力。當心輪阻塞時，可能會透過心臟問題、哮喘和體重問題出現在身體健康上。心輪阻塞的人經常把別人放在第一位，容易感到孤獨、對自己和他人只有有條件的愛、拒絕自我的神奇與美麗、不接受關懷。平衡心輪能寬恕自己與他人、解決衝突、表達同情、忠誠、體會神聖的經驗。

05 喉輪
THE THROAT CHAKRA

專注於溝通

顏　　色	藍色	元　　素	空

失衡徵兆	害怕說出來、不願意傾聽、喉嚨痛

瑜伽練習	肩立式、魚式、犁鋤式、獅吼呼吸、貓牛式

平衡精油	鼠尾草、佛手柑、薄荷、檸檬、羅馬洋甘菊

塗抹在胸部和頸部區域的身體噴霧，是影響喉輪功能的有效方式。

　　喉輪位於喉嚨中，這個脈輪與我們的口語交流能力有關，聲音、喉嚨以及該部位周圍的一切問題，例如牙齒、牙齦和嘴巴，都與喉輪有關。通過主導談話、八卦、不假思索地說話以及難以表達自我想法，也可以看出障礙或錯位。當喉輪平衡時，你會帶著同情心說話和傾聽，並且在說話時感到自信，因為你知道自己的言辭是真實的。

06 眉心輪 ｜三眼輪｜
THE THIRD EYE CHAKRA

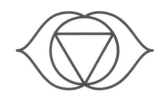

專注於意識

顏　　色	靛藍色	元　　素	光

失衡徵兆　沮喪、難以做出決定、緊張性頭痛

瑜伽練習　海豚式、老鷹式、小狗式、單腿坐姿前彎、英雄坐姿、背後祈禱手

平衡精油　鼠尾草、迷迭香、洋甘菊、甜馬鬱蘭、廣藿香

可以通過塗抹在額頭上或是簡單的擴散和吸入，來影響支持第三眼脈輪的有遠見的意識。

　　第三眼脈輪位於雙眼之間，負責直覺，也與想像力有關。由於這個脈輪物理上位於頭部，阻塞時可能表現為頭痛、視力或注意力以及聽力問題。無法傾聽現實的人，似乎「無所不知」或無法與直覺保持聯繫的人也可能有障礙。當第三眼脈輪轉動並對齊時，便能遵循直覺並能夠看到大局。

07 頂輪
THE CROWN CHAKRA

專注於靈性

顏　　色	紫色	元　　素	無

失衡徵兆	孤獨、缺乏聯繫、頭痛

瑜伽練習	蓮花盤、頭倒立、兔子式、牛面式、樹式

平衡精油	鼠尾草、佛手柑、薄荷、檸檬、羅馬洋甘菊

可以讓精油香氛擴散在四周的空間和房間，或是噴灑於頭頂上方。

頂輪位於頭頂，代表你與自己、他人和宇宙的精神聯繫，同時也在你的人生目標中發揮作用。頂輪與其他所有脈輪相連，不僅影響所有這些器官，還影響我們的大腦和神經系統。頂輪被認為是啟蒙的脈輪，代表了我們與人生目標和靈性的聯繫。頂輪受阻的人可能看起來心胸狹窄、持懷疑態度或固執。當頂輪暢通時，有助於保持所有其他脈輪平衡，並帶來幸福感。

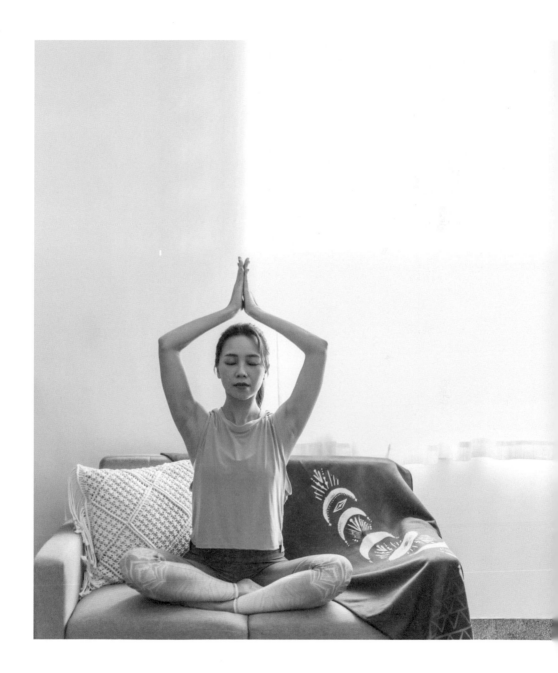

清理思緒
並戰勝心魔

我們已經了解當脈輪失衡時會顯現在身心上的狀況，也知道使之恢復平衡與對齊的瑜伽練習和精油的使用。

但如何保持平衡的狀態，還需要更進一步的深入自我、察覺使我們感到緊張、恐懼、厭惡的情緒來源，也就是找出「心魔」。

內心的惡魔讓我們充滿憂慮和恐懼，尤其是脆弱的時候，它會限制我們的成長並降低活力。

我們的生活質量取決於對心魔的了解程度以及抵禦它們的能力，任何消耗能量並阻止我們完全清醒的東西都是「惡魔」。以下是自我調節和贏得這些自我內部鬥爭的方法，或許在過程中審視內在的過程會讓你感到不舒服，不過有可能是全新的轉變。

〔步驟1〕清點心魔

第一步是對自己完全的誠實，並清點內心的惡魔。尋找過去人生中的線索，這些可能包括恐懼、懷疑和不安全感。

如果你感到羞愧，問問自己「這個想法對我有什麼幫助？為什麼我允許自己有這種感覺？這真的是我的想法還是別人對我的看法？」你可能會發現你的思維模式根本不是你的。

如果你感到嫉妒，請找出感到嫉妒或嫉妒的情況，問問自己為什麼會有這種感覺，並認識到比較是徒勞的。

對於成癮和強迫行為，要澈底忠於自己，並誠實考慮它們以克服它們並看到結果。

列出你的心魔是一個強大的關鍵，通過認知和理解，會意識到自己的無意識行為，並不再成為一再重複模式的受害者。

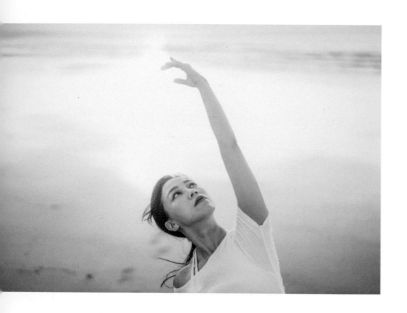

〔步驟 2〕認識情緒

　　對自己誠實需要力量，否認內心的惡魔並滿足於現有的創傷模式很容易，大多數人選擇輕鬆的道路，繼續壓抑自己的情緒，直到為時已晚。

　　尋找內心的平靜可能是情緒化的、不舒服的，試著跨出那一步，試著給自己一些勇氣，認識到情緒並不是能夠分出好壞的東西，正面情緒、負面情緒，他們只是有各自的任務在幫助你釐清某些事情，建立你的內在彈性，以便能夠將心魔轉化為應用行動。當你與這些情緒和解時，心魔就會轉變。

〔步驟 3〕審視內心的批評者

　　大多數問題，其實都源於自己的想法；對事物和人的厭惡會在你的工作、人際關係和其他領域造成不快樂、干擾和混亂。

　　誠實的審視自己內心的批評者，花時間了解你的判斷和批評。

　　為什麼你不喜歡那個人？他的身上或行為有什麼引起你的反感？只要注意這些事情，不要試圖評判它們，最終你可以開始原諒這些事情。

　　內心的惡魔會以你不喜歡或討厭的東西為食，所以，當你開始處理這些情緒時，惡魔沒有理由活躍，對吧？

〔步驟 4〕動起來

　　　鍛鍊身體是擺脫心魔的好方法，當你鍛鍊時，會釋放快樂荷爾蒙，通過形成新的思維模式來消除消極情緒。許多瑜伽串聯序列旨在幫助你釋放身體的緊張感，積極的體位法練習也可以讓你更容易進入冥想的狀態。

　　養成每天活動身體的習慣，快走和爬樓梯都很好。

〔步驟 5〕寫下來

　　書寫是釐清思緒的好工具，日記可以成為你的救星！

　　反省並問自己強有力的問題，你會驚訝於有多少直觀的答案出現。如果過去發生的某件事是你不快樂的原因，請通過與它和平相處來關注它，寫作

有助於克服將過去的不快經驗帶入未來。

別把日記想得太複雜，把那些粗略沉思、向內看的文字記錄下來，找到你的信念或情緒想要讓你理解的東西。

〔步驟6〕　對自己溫柔

在整個面對心魔的過程中善待自己，溫柔對待你每一個想法。

停止對自己進行評判或批評，而只是通過覺知來觀察。這樣一來，你就可以將自己從過去中解放出來，並創造一個豐富的未來。

當心魔不再控制你時，你的潛力就會變得明顯；我們每個人體內都有這種能量來源，漸漸地，你會發現自己是一個具有無限潛力的存在！

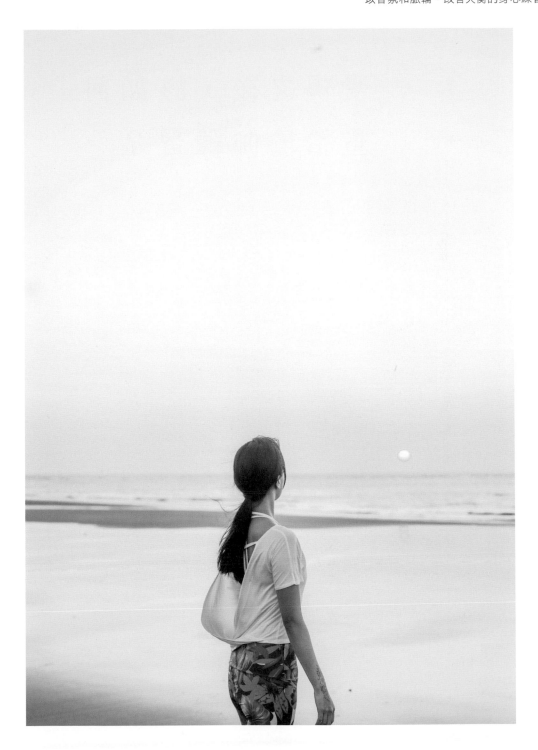

受傷之後，該如何重拾瑜伽練習？

每個人或多或少都有受傷的經驗，像是日常生活中一個不注意下樓梯扭到腳、打噴嚏閃到腰、雨天滑倒摔跤……等。作為一名瑜伽練習者，受傷不僅會嚴重阻礙身體的練習，還會對你的心理和精神產生負面影響。

當你準備好在受傷後重返練習，摸索的過程肯定

會讓人感到不知所措，不知道什麼時候開始康復、參加什麼瑜伽課或多快加強練習？

令人高興的是，由於瑜伽的適應性很強，在你的傷病康復過程中，有很多方法可以繼續練習瑜伽。無法進入過去習以為常的姿勢可能會令人沮喪，但也可以為你的練習帶來強烈的意識和洞察力。

釋放你「應該能夠」像以前那樣練習的想法，與你的身體重新相遇，並以當下對身體感覺良好的方式進行練習；花點時間重新發現開啟練習瑜伽的原因，以開放和好奇的態度進行練習。

如果你在傷後不知道如何開始、不確定可以怎麼做的話，以下幾個步驟可以幫助你慢慢重拾瑜伽練習的步調（抑或是在與身體重新相遇的過程中有新的發現！誰知道呢？）。

〔步驟1〕練習冥想

在日常的練習內容中加入靜坐冥想，是減少受傷可能造成的額外壓力和挫敗感的好方法，尤其是在因受傷而限制了日常活動，或還沒有被允許進行體能鍛煉的情況下。冥想還可以減輕壓力，幫助培養積極的態度，幫助加快恢復時間。

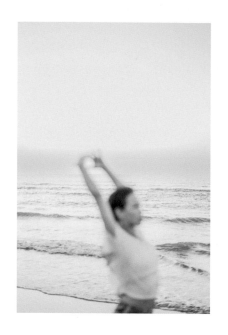

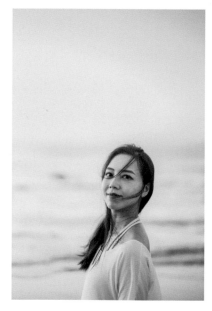

〔步驟 2〕慢慢開始

　　從基礎開始瑜伽練習，嘗試一些調息練習和簡單的動作來測試身體的極限與侷限。超級緩慢而有意識的移動，並深入聆聽身體產生的感覺。如果你有一段時間沒有練習，可能需要一些時間來重新形成思想、身體、呼吸和運動之間的聯繫。

　　一旦你完成了調息法和一些基本動作，注意你的感受。身體會告訴你它

是否準備好接受更多或需要休息。一旦你感覺舒服了，慢慢增加額外的體位法，記住總是慢慢來，保持輕鬆。

〔步驟3〕探索修復瑜伽

　　一旦你發現自己做得到簡單的動作和基本姿勢，可能需要考慮繼續進行一些修復瑜伽。修復瑜伽課會使用瑜伽墊、瑜伽磚、毯子和其他道具來充分支撐你的身體，同時長時間保持瑜伽姿勢。

　　這種練習可以促進深度放鬆，同時緩慢而輕柔的伸展和打開肌肉、結締組織和關節。因為每個姿勢都要保持幾次呼吸，所以你將有足夠的時間進行調整以適應受傷之後的身體狀態並在姿勢中變得舒適。保持姿勢時，請全程注意不要讓受傷區域過度緊張。

〔步驟4〕選擇合適的團體課程

　　在加入新的瑜伽課之前，一定要了解它對身體的挑戰有多大，以確保課程內容與你當前的能力水平保持一致。

　　一旦你確定了最適合自己的課程或級別，請嘗試堅持幾個月，然後再考慮進入對體力要求更多的課程。溫和緩慢的瑜伽課程最適合正在康復的人，基礎正位的瑜伽課程也可能效果很好。簡單和基本的重複動作，將最有助於增強力量並改善你的靈活性和運動範圍。

〔步驟5〕替代式和輔具

當你慢慢重建練習時，充分利用替代式和瑜伽輔具，以盡量減少對受傷部位的壓力或勞損；如果你不確定如何修改某些姿勢，請在課前或課後詢問你的老師。

以探索和好奇的精神來處理輔具和替代式的使用，它就會變得有趣和有洞察力，而不是令人沮喪。

〔步驟6〕不傷害

在有傷的情況下練習時，請完全避免任何傷害自己的行為！在這個狀態下克服痛苦沒有任何好處，只會冒著再次受傷的風險。

如果你認為瑜伽姿勢可能會導致受傷區域的疼痛，請超級緩慢、修改（或使用替代式）甚至完全跳過該動作。當你選擇退出某個姿勢時，請休息並嘗試在嬰兒式停留調息，重複之前的姿勢，或者做一個類似的、更容易上手的替代姿勢。

〔步驟7〕私人課程

經驗豐富的瑜伽老師應該知道如何解決常見的傷害，並在你重新開始練習時為你提供支持。如果可能的話，提前聯繫老師解釋你的受傷情況，考慮安排一些私人課程，以便他們可以幫助找到適合你獨特需求的修改。

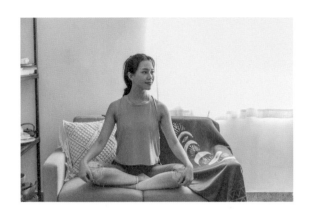

〔步驟 8〕要有耐心

受傷時，最糟糕的事情就是把自己逼得太快太急。過分積極可能會讓你回到治療中，並可能讓你永遠遠離墊子。保持耐心，慢慢來，保持溫和、安全，會讓你更快速回到最喜歡的課程中。

即使覺得自己的身體讓你失望了，當你將瑜伽重新融入生活時，善待自己並擁抱康復之旅是很重要的。

Katie 老師 小叮嚀

在重啟瑜伽練習之前，請先諮詢醫生，以確保你目前所處的階段是安全的。你還可以與物理治療師討論，以確定哪些運動最適合你的狀態，而哪些是最好完全避免。此外，如果在瑜伽教室上課，請務必讓瑜伽老師知道你何時受傷或感覺不適。

生理期間，有什麼瑜伽動作需要避免嗎？

基本上，所有和倒立相關的姿勢在生理期的頭幾天建議先暫停，像是頭倒立、手倒立、肘倒立。還有看起來雖然是舒緩的姿勢、但實際上也是倒立動作的犁鋤式和肩立式。

另外就是深度的扭轉、後彎等，可能會讓因為生理期而不舒服的身體因為消耗過多能量而更不舒服。

如果想在生理期維持瑜伽練習的習慣，試試看放鬆序列，專注在深長且緩慢的呼吸。

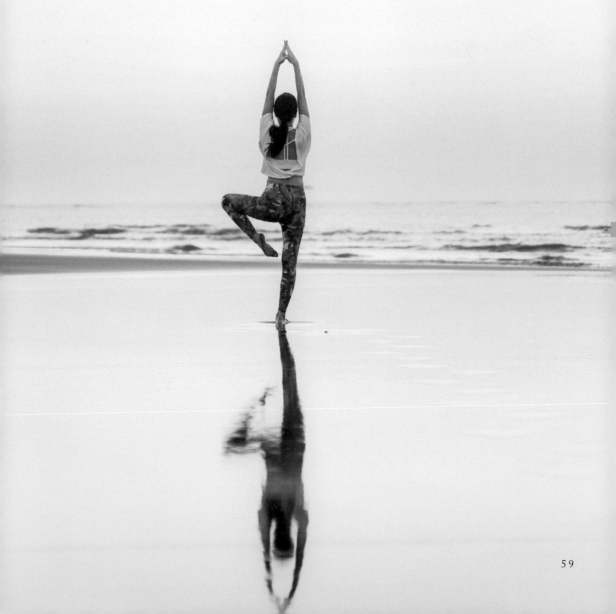

Chapter

03

15 個基本的
修復瑜伽動作

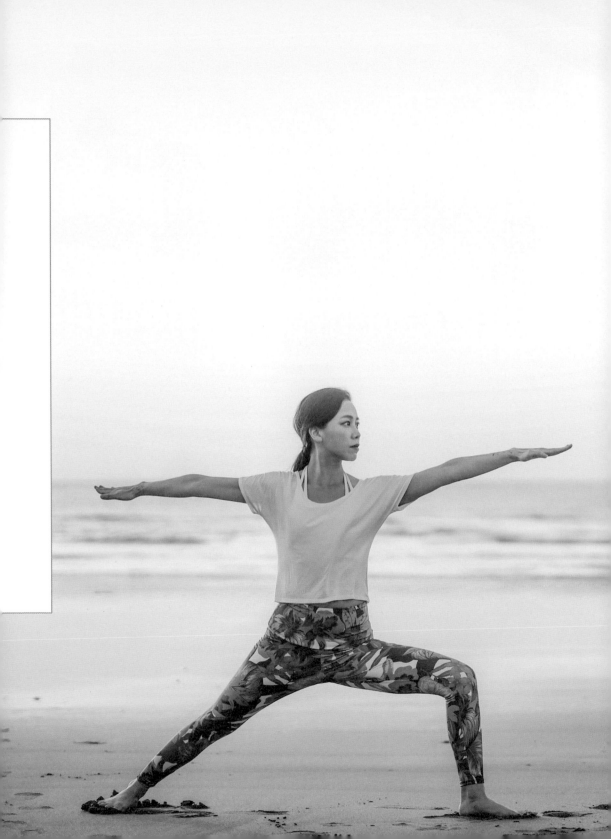

01

青蛙式 ✳

改善梨形臀與假跨寬、緊實下半身線條

1／四足跪姿在地，若膝蓋疼痛，可墊毛巾。

⚈ 腰部不要塌陷，避免腰痠。

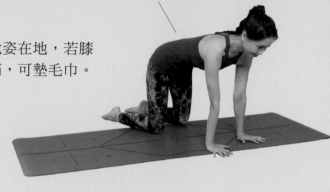

2／將雙手臂緊貼在地，雙腿小腿貼在地面，同時腳趾往外。

⚈ 腳踝膝蓋成一直線、膝蓋和骨盆成一直線。

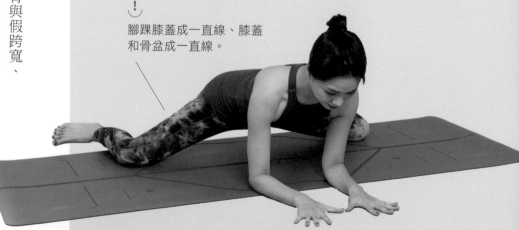

3／停留三～五分鐘，過程中注意保持呼吸。

Q1 做青蛙式時，膝蓋感到疼痛不適……

可以使用厚毛巾或是把瑜伽墊反折，墊在膝蓋下方。

Q2 感覺髖關節緊繃、下不去／左右開髖程度不同……

試著在動作裡前後動一動，以及翹屁股和往內捲屁股，感受不同位置的緊繃與放鬆。也非常推薦大家在進入青蛙式之前，先做一些跪姿或站姿的轉髖暖身。

對於左右髖感受明顯有很大差異的話，可以試試分別看做單邊青蛙腿（另外一腿伸直的版本）。

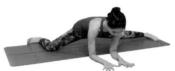

Q3 要如何知道臀部的位置正確？

基本原則是膝蓋和骨盆對在一條線，膝蓋和腳踝對在一條線，兩腿都在 90 度，進入動作後，分別回頭確認左右兩腳。

Q4 青蛙式如何不塌腰？

可拿瑜伽抱枕支撐於腹部及胸部下方，或有意識的保持肚子微微上提。

Q5 已經練習了一陣子，停留的時候比較感覺不到緊繃，但是卻無法更下去、沒有辦法更貼地。

盡量多嘗試各種不同的開髖練習，都可能對你的青蛙式有所幫助喔！

Katie 老師 小叮嚀

相信第一次做青蛙式的你，一定有些許的挫折，感受到膝蓋的不適、大腿內側肌肉的緊繃等等，所以我們需要透過練習，讓肌肉和筋膜慢慢地伸展。青蛙式除了能夠矯正骨盆外，也能幫助水分代謝，讓囤積在下半身的水分加速離開、告別水腫；伸展也有助於消除多餘脂肪，還能釋放負面情緒。在完成青蛙式的練習後，是不是特別放鬆、想睡覺呢？

02

犁鋤式

✻

緩解腰痠背痛、
促進腸胃消化

1 / 躺在瑜伽墊上，雙腳
屈膝抱在胸前。

2 / 讓背部在瑜伽墊上
前後滾三～五次。

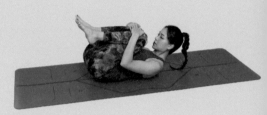

3 / 將雙腿抬起、越過頭部往頭
頂送，用雙手撐在下背處。

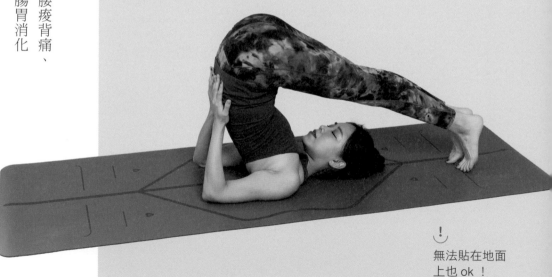

！
無法貼在地面
上也 ok ！

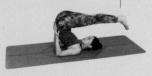

4 / 隨著呼吸調整，讓雙
腳慢慢貼在地面上。

Q1 **腳沒辦法點地，要怎麼做可以改善？**

可以踩瑜伽磚、穩定的椅子，或是踩在牆壁上，隨著練習的進展再慢慢調整，讓腳離地板越來越近。

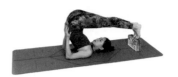

Q2 **頸部感覺到壓迫、呼吸不順怎麼辦？**

試著不要一進入動作就立刻放掉整個身體的重量壓往肩頸部，先將雙手支撐於下背，把屁股向上推，並感受大腿往上提的力量；微抬一點下巴、將後腦勺往後躺入地面，創造呼吸的空間。在前幾個呼吸停留時，腳碰不到頭後方的地板沒有關係，可以先讓腳懸空，持續保持下背往上推高，背部應垂直於地板。最初可能很難做到，但多幾個穩定的呼吸之後，後背部會越來越放鬆，再漸漸嘗試將腳踩下；如果還是踩不到地板，請參考上一個問題的建議。

Q3 **背部感覺很緊、不舒服？**

躺在地板上，先前後滾一滾背，如果感覺背部緊繃，可以多滾幾次，讓背部肌肉放鬆。準備好進入動作時，將頸部安放在舒服的位置，確保不會被綁起來的頭髮以及髮飾牽絆，將腳慢慢往頭的方向延伸。

Q4 **有什麼練習禁忌嗎？**

● 脖子正在受傷或有舊傷，請避免練習犁鋤式。
● 女性朋友需避免在懷孕期間和月經週期的前兩天練習。

Q5 **如何安全地離開犁鋤式？**

停留 10 ～ 15 個呼吸，無論眼睛是閉上或睜開都好，將視線看往眉心。結束最後一個呼吸時，手托著下背，彎曲膝蓋，慢慢將屁股的高度降低，輕輕把屁股放回到地板。

Katie 老師 小叮嚀

犁鋤式的動作看起來很簡單，但卻有許多細節需要注意，相信剛開始練習的你一定會感到挫折，如果雙腳總是踩不到地面，請不用擔心！透過一點一滴的練習以及呼吸的調整，會發現腳離地面越來越近囉。

03

蜥蜴式 ✕

矯正骨盆歪斜、
開髖並增強腿部肌肉

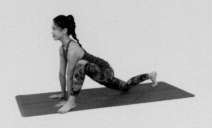

1／四足跪姿，左腳一個大步跨到左手外側，腳掌呈一點小外八，右膝跪地。

! 確認身體在正位上。
─

2／右腳可以選擇腳趾尖點地或是腳背貼地，如果覺得右腿前側還有空間伸展，可以再往後退一小步。

3／吐氣，慢慢將手肘貼往地板，如果覺得髖太緊，可以拿瑜伽磚支撐在手肘底下，或是維持在手掌撐地的高度。

4／停留八～十個呼吸、約二～三分鐘後回到下犬式放鬆一下，再換邊。

動作常見問題

Q1 兩邊差很多是正常的嗎？（**ex: 左腳在前特別緊，右腳在前沒什麼伸展感受**）

日常生活中，我們使用身體的方式難免會造成不平衡，請在比較瘦的那一側停留較長的幾個呼吸，以幫助改善髖部的靈活度並增強腿部肌肉。也可以試試看調整前腳距離，其實往外或是往內踩、距離要多寬等等，沒有一個標準答案，或許調整一些腳步重新感受身體看看。另外，請留意小外八的角度，要讓膝蓋的方向與腳趾間的方向一致。

Q2 我很喜歡蜥蜴式，但沒有拉伸的感受、只覺得很舒服。

緩慢而深度的伸展可幫助緩解疼痛、緊張並防止受傷，還具有許多精神上的好處，包括減輕壓力，改善專注力，激發創造力和釋放情感，所以開髖的練習總是能讓人澈底的放鬆。

Q3 手肘沒有辦法落地，該怎麼練習才能進步？

在肘部下方放瑜伽磚或抱枕，以開始在臀部發現更多的開放度；先別著急，正確使用輔具能讓你有好的練習品質，隨著練習的次數循序漸進，就能慢慢降低高度。我們首先要在停留的過程中，充分感受髖的開展以及腿部肌肉的啟動。

Q4 要怎麼知道自己有沒有在正位上？

感受身體的重量，若發現身體歪向一邊，試試看向身體中線擁抱，感受力量集中，可幫助分配姿勢的能量，並改善歪斜。如果低下頭會很容易胸部塌陷，稍微抬起下巴並使視線向前，保持頭部和頸部與脊椎對齊，能使身體有更多伸展，而不是收縮。若還是不太確定屁股有沒有歪掉，或感受不太到力量，可將膝蓋離開地板、伸直腿，想像後腳跟踢往一面假想的牆上。

Q5 覺得前腿沒有很瘦，反而是後腿前側很緊繃？

蜥蜴式非常適合用來鍛鍊髖屈肌、大腿後側膕旁肌和大腿前側股四頭肌，所以後腿前側感覺到緊繃也是正確的喔！

✂ ────────────────────────── Katie 老師 小叮嚀

將蜥蜴式納入你的瑜伽日常練習中，舒展的髖部能讓我們步伐穩健，內心寬廣，並消除平日久坐對不良身體姿態的積累和傷害。

04

臥英雄式 ✕

開闊心胸、伸展身體前側與雙腿

1／從跪姿進入，雙膝膝蓋輕靠，將兩腿的小腿肚向外撥，屁股坐在兩個腳跟的中間。

2／整理一下兩邊的坐骨，吐氣的時候慢慢向後，躺在瑜伽枕上。

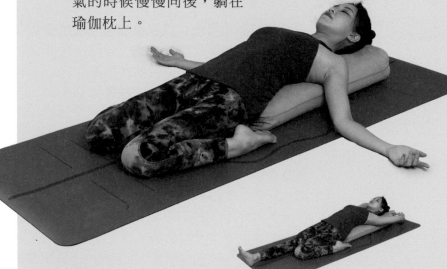

3／感覺一下膝蓋、腳背、腳踝有沒有不舒服，如果有需要請調整輔具支撐。

！如果調整後還是覺得不舒服，可進行單腿臥英雄式。

Q1 膝蓋不舒服怎麼辦？

做臥英雄式之前，可以先進行變化式：單腿臥英雄，一次彎曲一腿，將另一腿伸直，或是將屁股墊高，坐在毯子或瑜伽磚上，以緩解膝蓋的壓力。

Q2 腳背、腳踝、腰不舒服，怎麼調整？

如果你因為腳背、腳踝緊繃而無法完全仰臥在地板上，或感覺腰部有壓力，請將瑜伽枕搭配瑜伽磚墊高，或再加上一至多條折疊毯子，以完全支撐脊椎和頭部，可以根據你的需要調整雙手擺放的位置，輕鬆擺在身體兩側，或是想感受更多的拉伸，試著將雙手高舉過頭。

Q3 覺得大腿前側很緊繃是正常的嗎？

為了幫助釋放腹股溝，可在大腿頂部與前骨盆連接處的摺痕上施加一些重量，使用厚毯子、沙袋，或請你的夥伴將雙手置放在你的腿部將其下壓至你所需要的深度，來充分伸展大腿前側。

Q4 如果家裡沒有瑜伽枕，可以用什麼取代？

可以堆疊兩顆睡覺的枕頭，或是搭配沙發上的抱枕，以獲得良好的支撐。如果經常練習，瑜伽枕是個很好的投資，能幫助你在動作裡更為放鬆。

Q5 在停留的過程中，覺得腳好像快抽筋是正常的嗎？

如果感覺腿部痠麻，在自己可以接受的範圍內、試著透過呼吸調節與放鬆，但如果感覺刺痛、閃痛，請緩緩離開動作，並使用雙手按摩足弓緩解壓力。如果你從姿勢中離開時遇到困難，請先側向一邊滾動，再慢慢伸出雙腿。

Katie 老師 小叮嚀

雖然臥英雄式看起來是非常輕鬆地躺著，但它仍然是個具有挑戰的後彎姿勢。臥英雄式可改善消化問題、頭痛與失眠，調節呼吸，緩解靜脈曲張與坐骨神經痛。同時伸展腹部、大腿和腳踝，緩解腿部疲勞，幫助減輕生理痛等經期症狀。

05

頭碰膝式

改善便秘脹氣、
按摩內臟器官

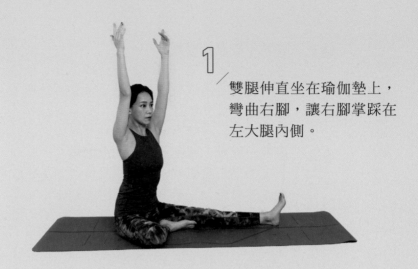

1/ 雙腿伸直坐在瑜伽墊上，
彎曲右腳，讓右腳掌踩在
左大腿內側。

2/ 稍微調整一下兩邊坐骨，感覺兩邊坐骨
平均坐在地板上。

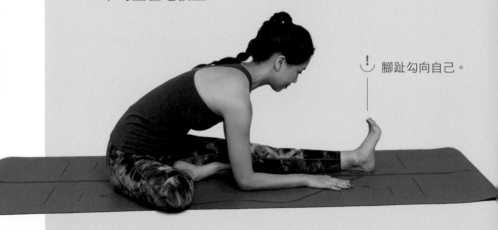

！腳趾勾向自己。

3/ 吸氣，吐氣前彎，想像頭去碰膝蓋，停
留八～十個呼吸後再換邊。

Q1 **練習了很久，還是停在很高的地方？**

提供三種練習方式：

① 坐在折疊的毯子或抱枕上，保持脊椎的長度，再慢慢加深前彎。

② 彎曲膝蓋，讓肚子貼向大腿，在每一次吐氣時慢慢將腳跟出力向前踢，並確實將腳趾勾往自己，以伸展更多的腿部。

③ 使用長毛巾或瑜伽繩輔助，套在腳掌，以保持脊椎的長度，同時上半身向前折疊。

Q2 **彎曲腿的膝蓋飛很高、下不去……**

可以在膝蓋底下墊一塊瑜伽磚或以毯子支撐，把注意力放在讓髖自然地往下沉，不需要刻意地壓膝蓋往下。

Q3 **壓腳背和勾腳有什麼不同？**

通常壓腳背會感覺到比較多腿前側的伸展，勾腳會感覺到比較多腿後側的伸展，如果沒有特定要放鬆前側或後側，推薦大家勾腳再加上推腳大姆趾球，會感受比較全面的腿部舒展。

Q4 **手要怎麼放？**

修復瑜伽課程中，較長時間的停留會需要幫手和頭找到舒適穩定的位置，可以使用瑜伽磚墊高手與頭，讓自己可以放鬆頸部，隨著每一口吐氣釋放、慢慢軟化身體。流動瑜伽課程中，較短時間的停留可以試著將雙手套到腳底板，讓每一次的呼吸都伴隨著加深與穩定動作。

Q5 **不確定自己是腿還是下背緊繃？**

請參考 Q1 的三種練習方式，試試看哪一種對自己更有幫助。

Katie 老師 小叮嚀

單腿坐姿前彎看起來很簡單，但結合了向前折疊、扭轉和側身伸展的元素。頭碰膝蓋的姿勢可以伸展臀部、大小腿後側肌肉和腹股溝，同時按摩刺激內臟。

06

鴿式 ✕

放鬆臀腿壓力、
開髖並改善下背緊繃

1 從蜥蜴式進入,將左腳走往瑜伽墊右邊,
小腿橫放在地、平行墊子前端。

2 調整前腿角度,或以輔
具支撐讓兩邊臀部平行。

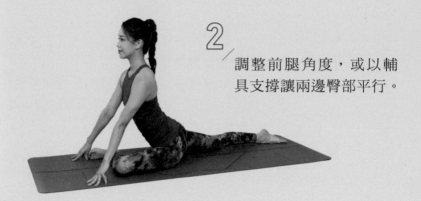

3 回頭確認後腿是否伸直,
避免歪斜。

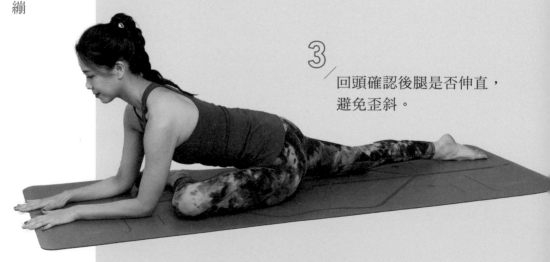

4 吐氣時往前趴,停留三分鐘後再換邊。

Q1　不確定自己有沒有歪掉？

為了避免塌陷在彎曲膝蓋的臀部上，如何保持兩邊臀部平行，並在雙髖之間平均分配重量呢？如果臀部未觸及地板或感覺太緊繃，可以在臀部下放放置折疊的毯子或瑜伽枕，以矯正姿勢，並得到更舒適的停留品質。

Q2　沒有辦法往前趴……

如果前彎困難，在前臂下方或前額下方使用瑜伽磚支撐，以使你往前彎時能夠放鬆。

Q3　前小腿一定要平行瑜伽墊嗎？

不一定，如果你的臀部未觸及地板或感覺太緊繃而導致歪掉，且使用了輔具支撐仍沒有幫助，將小腿內收一些絕對是個好主意。

Q4　覺得使用輔具反而感覺臀腿更痠是正常的嗎？

當你停留在鴿式的正位時，所伸展到應該要被充分拉伸展到的位置，所以才會覺得比較痠，這是一個正向的進步喔！但如果你不想感受如此強烈，不妨嘗試用更多的瑜伽抱枕和毯子取代瑜伽磚，或微調小腿的角度以獲得舒適的停留。

Q5　在鴿式很舒服，沒有特別覺得哪裡緊繃，可以怎麼加深？

可以嘗試在鴿式裡扭轉，感受更多臀腿部外側的拉伸。也可以試試鴿式的完成式鴿王，意即進入鴿式後，再讓雙手抓到後腳（可先使用瑜伽繩輔助），這對大多數的人來説都極為挑戰，如果抓不到後腳絕對不是身體太僵硬的問題。瑜伽很棒的地方是，我們可以循序漸進的練習，一起充分呼吸、享受停留在任何階段的過程，這對你當下的身體都會有所幫助。

Katie 老師　小叮嚀

鴿式能非常有效地開髖與放鬆臀部，它同時覆蓋兩個區域，前腿在外旋中起作用，後腿在適當位置以伸展腰肌。鴿式能增加髖關節的靈活性，伸展大腿、腹股溝、背部、梨狀肌和腰大肌，它是長時間坐著的良藥，能為舒適坐姿和後彎做好準備。

坐姿分腿前彎式

✕

拉伸腿內側與下背、
和緩情緒釋放焦慮

1 坐在瑜伽墊上，向兩側張開雙腿，微微
彎曲雙腳，腳趾朝上，感覺兩邊坐骨平
均坐在地板上。

2 先不用急著將角度開到
最大，**90 ～ 120** 度已足
夠，確認坐姿穩定後，
如果還有空間再嘗試調
整更大的角度。

3 吸氣時拉長脊椎，吐氣
時感受骨盆的轉動、往
前趴，停留三分鐘。

單邊版本

一次打開一隻腳，
另一腿彎曲。

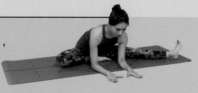

動作常見問題

Q1　沒有辦法往前趴……

不需要刻意將你的軀幹壓平到地板上，而是在你臀部允許的範圍內，向前傾斜以加深動作。保持背部挺直，避免脊柱彎曲，下背部變圓會給椎間盤帶來壓力。

Q2　一伸直腿，就會圓背。

如果你很難坐直，可以在屁股下面放一條折疊的毯子或瑜伽磚，如果腿筋繃緊，保持膝蓋微彎，亦可在膝蓋下方墊毛巾或瑜伽磚，或在手肘下墊磚。在坐姿分腿前彎式整個停留的過程中，讓膝蓋與腳趾的方向保持向上。

Q3　什麼時候才能打開到 180 度？

當你有意識地加深動作時，請對你的身體保持耐心並專注於呼吸。把注意力放在當下。請記住，最終目標是專心觀察動作的效果，而不是追求某種身體凹折的最終形狀。另外必須很誠實的告訴大家，在坐姿分腿前彎式的練習中，是否能打開到 180 度、甚至更大的角度，某部分原因也是受限於身體骨骼天生的狀態，不僅僅是拉展肌肉、放鬆筋膜就可以達成的，想更深入了解的朋友們可以研究一下解剖學。

Q4　練習了很久，覺得沒有進展……

提供三種練習方式：① 嘗試單邊的練習。② 加強身側的拉展有助於放鬆腰部與下背，能更舒適的進入到往下趴的動作。③ 使用瑜伽枕與瑜伽磚輔助，讓你在整個停留的過程中能更專心於放鬆，而非抵抗。

Q5　沒有感覺到腿部的伸展，只有感覺膝蓋痛是正常的嗎？

如果感覺膝蓋閃痛，請緩慢離開動作；如果是膝蓋附近的肌肉緊繃，可以稍微彎曲膝蓋，重新調整後進入姿勢再感受看看，是否有腿部的拉伸感。

Katie 老師 小叮嚀

坐姿分腿前彎式為大多數坐姿前彎、扭轉和分腿站立姿勢做好了準備，可有效拉長膕繩肌並拉伸背部、大腿和小腿，除此之外，這個動作也可以增加精神平靜和減少焦慮。

躺姿束腳式

✕

改善血液循環、
舒緩生理期不適

1

坐在瑜伽墊上，在背後
墊瑜伽枕或是有厚度的
毯子、枕頭。

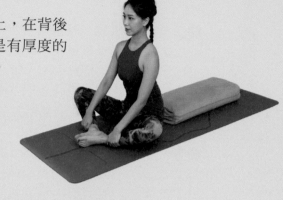

2

腳底併攏，往後躺在枕上，讓膝蓋彎曲
向兩側打開，停留三分鐘，專注於呼吸。

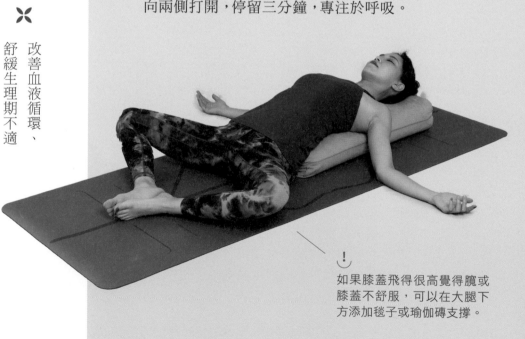

（!）
如果膝蓋飛得很高覺得膹或
膝蓋不舒服，可以在大腿下
方添加毯子或瑜伽磚支撐。

動作常見問題

Q1　腳要距離身體多遠？

在束腳式停留的時間裡，可以調整腳跟與身體的距離，不見得靠越近就一定會越痠，找找看當天最適合的位置！

Q2　想要拉長停留在束腳式的時間？

躺姿束腳式是修復瑜伽練習中很經典的動作，盡可能搭配使用手邊所能運用的輔具，瑜伽枕、磚、毯、眼枕，來幫助你用最少的努力維持身體姿勢，達到澈底放鬆。

Q3　停留一陣子後會腳麻，但沒有其他不舒服，是正常的嗎？

如果離開動作之後稍微動一動腳，麻的感覺就消失了，那麼就不用太擔心，是維持姿勢的時間稍長導致。如果離開動作之後麻的感覺遲遲不消退，或有其他不舒服的感受，建議詢問醫生。

Q4　開髖完需要收髖嗎？

通常在設計編排瑜伽動作序列時，會盡可能在外展後做內收，在外旋後搭配內旋，做了前彎也做後彎，以平衡身體不同角度的活動度與肌肉參與。因此躺姿束腳式後如果有需要，也可以做老鷹式腳、牛面式腳來平衡。

Q5　在躺姿束腳式很舒服、沒有特別覺得哪裡緊繃，可以怎麼加深？

可以在骨盆下方放置一塊瑜伽磚，來增加大腿內側和腹股溝的伸展。磚有三個高度，一樓、二樓、三樓，從一樓的高度開始，然後逐漸向上爬，小心三樓的高度，它可能非常激烈。也可以改變手擺放的位置，向上延伸手臂。

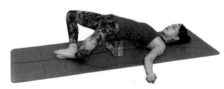

Katie 老師　小叮嚀

束腳式能刺激腹部器官、卵巢／前列腺、膀胱和腎臟，也能幫助伸展大腿內側、腹股溝，有效緩解輕度抑鬱、焦慮和疲勞，舒緩經期不適與更年期症狀，並能改善坐骨神經痛。

09

雙鴿式

✖

矯正骨盆並放鬆髖關節，
舒緩坐骨神經

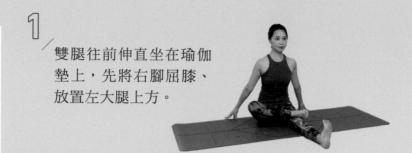

1／雙腿往前伸直坐在瑜伽墊上，先將右腳屈膝、放置左大腿上方。

2／再將左腳彎曲，將重心坐往屁股，上半身前彎，將手肘貼往地面。

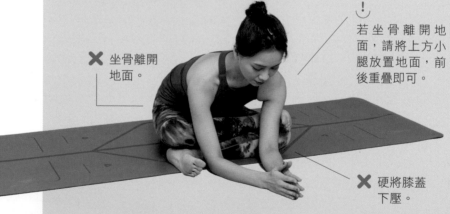

✖ 坐骨離開地面。

！ 若坐骨離開地面，請將上方小腿放置地面，前後重疊即可。

✖ 硬將膝蓋下壓。

3／停留八～十個呼吸後，換腳換邊。

Q1   **做雙鴿式時，膝蓋總是壓不下來。**

如果雙腿堆疊在一起，但上面的膝蓋一直很高，請特別留意不要壓膝蓋，可在膝蓋下方墊毯子或瑜伽磚，同時需確保屁股穩穩坐在地板、兩邊的坐骨往地板扎根。隨著幾個呼吸的停留時間，身體慢慢軟化，再試著吐氣慢慢加深動作。

Q2   **前腳小腿無法平行於墊子。**

如果將雙腿疊放起來有挑戰性，隨意將一腿放在彎曲腿前的地面上，小腿前後交叉即可。

Q3   **坐骨會離開地面。**

調整腿的擺放位置，或是改為一腿彎曲，一腿伸直的練習版本，一樣可以充分感受到臀腿部的伸展，與下背部的放鬆。

Q4   **左右腿感受差很多。**

通常在開髖與臀部伸展的姿勢中，你往往會發現一側比另一側更輕鬆，這是正常的現象，嘗試在更具挑戰性的一側多停留幾個呼吸，最終會尋得身體的平衡。

Q5   **覺得髖很緊，無法向前傾**

依據身體的柔軟度與靈活度，我們不需要每一次都往前趴很多，停留在自己能夠感受到臀腿部、下背部伸展的位置即可。

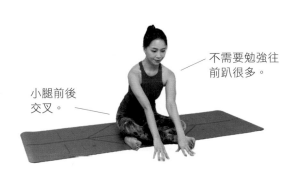

不需要勉強往前趴很多。

小腿前後交叉。

Katie 老師 小叮嚀

雙鴿式非常適合跑步者、騎自行車、日常久坐的朋友；經常練習可以緩解壓力，並且有助放鬆和使心靈平衡。如果停留時感覺呼吸從緩慢而穩定的狀態轉變為短而淺的狀態，或者眉頭開始皺起，請告訴自己：當你越能放鬆姿勢並柔化體驗，越多的膨脹將發生在身體的結締結構中，將會得到更多更深層的舒緩。

門閂式扭轉

✖

緩解肩頸僵硬、釋放壓力

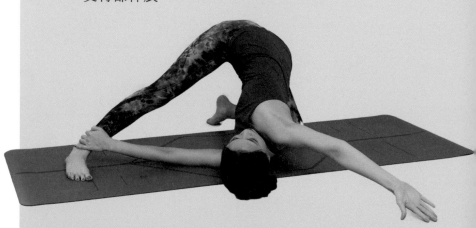

1 / 四足跪姿開始，將右腳向側邊伸直，左手往上舉起。

2 / 左手臂從身體下方伸向右側、抓右腳腳踝，右手打開，左肩儘量貼地，感受背部伸展。

3 / 維持三～五個呼吸後，換邊伸展。

Q1 肩膀下不去、貼不到地板……
請調整距離,將手往前按遠一點,創造多一點扭轉的空間。

Q2 覺得腿會痠是正常的嗎?
伸直的腿會有拉伸的感覺是正確的喔!至於拉伸的強烈於否取決於每個人的柔軟度。

Q3 膝蓋跪在地板上會痛……
可以使用厚毛巾或是把瑜伽墊反折支撐在膝蓋下方。

Q4 好喜歡這個動作,如何再加深?
可以將伸直的腿墊起腳尖,感覺背再往後躺多一些,會感受更多背部與肩頸的放鬆。也可以調整手的擺放位置,塞到彎曲腿的內側,或是伸直往旁邊延伸。

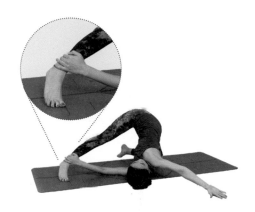

Q5 扭轉的時候手抓不到腳是為什麼?
有可能是距離需要調整,或是背部、脊椎、腰側較為緊繃,所以在扭轉的時候比較吃力,可以透過呼吸慢慢放鬆身體,再試著慢慢移動讓手與腳靠近。

Katie 老師 小叮嚀

如果某一天起床發現自己睡落枕了,這是一個非常好的解方,在閂閂式扭轉裡停留,緩緩將自己的肩頸和背的活動度找回來!

11

趴姿手部伸展

✕

改善手臂痠痛、放鬆肩膀與上背

1 / 趴在瑜伽墊上，手臂左上右下交叉胸前。

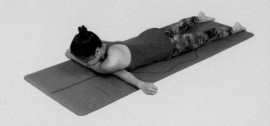

2 / 重心前移，下巴靠在手臂上，額頭貼地。

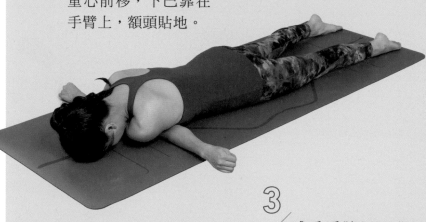

！無法執行雙手的朋友們，試試看單手的練習吧！

3 / 感受肩膀以及背部的伸展，停留三～五個呼吸後，換右上左下。

單手趴姿伸展

1 趴在瑜伽墊上，先將左手臂橫過胸前往右邊放。

2 右手向前延伸，並將左腿膝蓋彎曲抬起。

3 感受肩膀以及背部的伸展，停留3～5個呼吸後，結束後換邊進行。

Q1 雙手沒有辦法交叉在胸前是因為練太壯嗎？

練很壯的朋友透過練習也可以保有很好的靈活度喔！別再讓練太壯成為自己不夠柔軟的藉口。先從單手橫放胸前伸展開始吧！

Q2 覺得雙手交叉胸前無法順暢呼吸……

可以將瑜伽磚（小枕頭或是摺疊的厚毛巾也可以）支撐在額頭底下，創造多一點呼吸的空間。

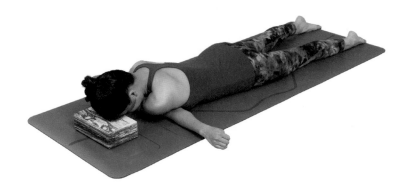

Q3 做雙手太緊，做單手又沒感覺怎麼辦？

試著在做單手的時候搭配腳的動作去加深，右手橫放胸前的時候，加上右腳彎曲或伸直放在右邊地面，會感受右手加深。

Katie 老師 小叮嚀

一早醒來就開始忙碌的生活，總是坐在電腦桌前處理工作，或是書桌前複習課業，也不要忘記給自己的休息時間唷！一起讓肩頸手臂稍微放鬆一下，除了可以減緩痠痛，還能讓肩頸線條更好看。

12

有支撐的後彎

✳

改善胸悶、舒暢呼吸

1/ 準備好瑜伽枕（或枕頭、有厚度的毯子）後，讓上背部躺在上面。

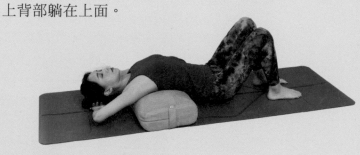

2/ 雙膝踩地，雙手輕扶後腦杓，感覺背部放鬆地後彎；停留三～五個呼吸。

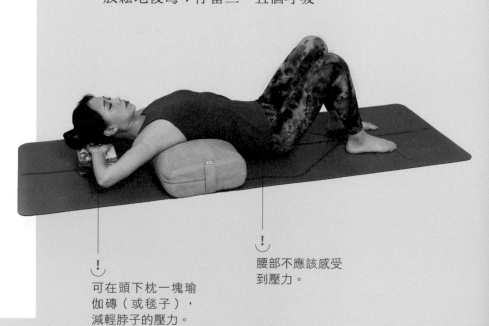

! 可在頭下枕一塊瑜伽磚（或毯子），減輕脖子的壓力。

! 腰部不應該感受到壓力。

Q1 **雙手高舉後，為什麼感覺呼吸比較不順暢？**

在日常高壓快速的生活中，往往呼吸都會變得比較短淺，同時許多人更由於長時間姿勢不正確而造成圓肩、駝背、烏龜頸等等身體問題，呼吸就更難維持綿延細長的品質了。可以嘗試先將雙手改放在身體兩側，隨著呼吸加深，再慢慢移動往上。

Q2 **如何避免進入動作後感到腰痠？**

讓臀部確實坐滿在地面，感受腰與下背在自然的曲線裡放鬆，把自己全然交給地面，調整輔具（抱枕或磚）的高度，以確保被支撐在舒適的位置上。每一次吸氣感受氣來到胸口，每一次吐氣感覺腹部與下背往下貼往地面。

Q3 **覺得有點頭暈是正常的嗎？**

除了疾病的原因，多數的頭暈現象是由於呼吸不順暢所導致，另外也推薦試試看使用抱枕或瑜伽磚將頭部墊高，讓頭跟心臟同高，或是高於心臟。

Q4 **覺得太舒服了，反而沒有伸展到的感覺？**

如果覺得使用瑜伽抱枕的練習過於舒緩，希望有更多的伸展，可以改用瑜伽磚支撐於上背，將磚放置於上背部（胸的正後方），調整磚的高度以符合自己當下需求的伸展強度。

13

趴姿扭轉

✽

平衡身體、增加脊椎活動度

1

坐在瑜伽墊上，並將瑜伽枕
放在身後，雙膝彎曲踩地。

正面動作

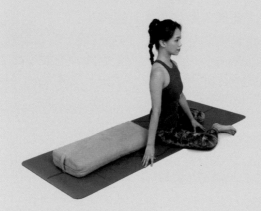

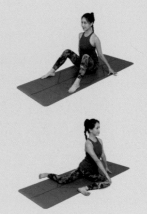

2

膝蓋同時往右邊倒，上半身往右扭轉，順勢趴在瑜
伽枕上，停留三～五個呼吸後換邊進行。

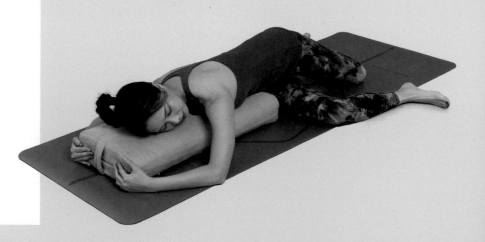

動作常見問題

Q1 兩邊扭轉的感受不一樣？

轉其中一邊覺得很舒服，另外一邊覺得很緊繃、過不太去，或是其中一側是感覺到下背卡住，另一側卻是比較上背的地方，這些感受都是正常的，跟我們日常使用身體的習慣有關。舉個例子：Katie 班上有個醫生，總是在白天看診的時候轉向固定的一邊面對病人，在發現自己扭轉如此不平衡後，就改變了診間桌椅的擺放方向。

Q2 覺得扭轉的時候，呼吸不太順⋯⋯

在剛進入扭轉的時候很容易會感覺呼吸變短淺，可以試著緩慢加深，一開始不要轉這麼多，隨著每一次呼吸漸漸調整。停留時把多一點注意力放在深深吸氣、深深吐氣上。

Q3 兩腿的距離要放多寬呢？

沒有一定，主要以你覺得舒適且呼吸穩定為主喔！

Katie 老師 小叮嚀

扭動有助於按摩內臟，舒緩消化系統，還可以幫助緩解坐骨神經痛。在高強度的瑜伽練習結束前進行扭轉，有助於恢復神經系統的平衡並釋放脊柱的緊張感。

離開扭轉動作時，請搭配呼吸緩慢起身，如感覺背部緊繃，可以把自己抱成一顆球，放鬆頭、頸部、讓脊椎一節一節的打開。

靠牆抬腿

✗

改善下半身循環、放鬆腿部肌肉

1 移動到牆邊,將雙腿併攏、抬起靠在牆上。

2 雙手自然地放在身體兩側,將瑜伽枕墊在腰部下方,停留三～五分鐘。

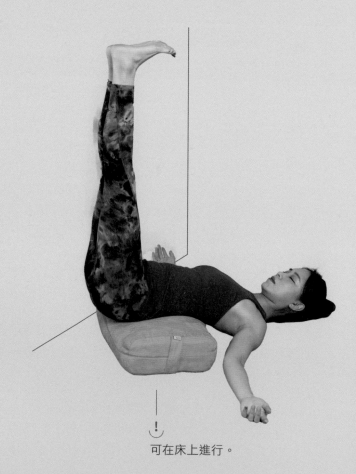

可在床上進行。

Q 腿無法伸直／沒辦法併攏怎麼辦？

如果腿感覺很容易彎曲，或腿無法併在一起，請在大腿上綁一條繩子，或是讓屁股遠離牆壁一些，讓腿部與牆壁有個傾斜度，會比較容易伸直與併攏。當然也可以僅僅只是保持雙腿輕鬆靠在牆上就好。

Katie 老師 小叮嚀

讓腿高於頭和心臟，會讓氣（能量）的向下拉動被逆轉，從而刷新全身的循環。如果你感到壓力、疲勞或時差，這個姿勢特別容易恢復清爽，同時，這是一種讓身體進入深度放鬆和更新狀態的溫和練習，能調節呼吸系統，非常適合緩解壓力。

當你走了一天的路，或是長跑、爬山回到家，推薦大家在一系列的腿部伸展後，用靠牆抬腿做睡前的最後加強。在臀部下方放一條折疊的毯子或抱枕，將會獲得更舒適的停留感受。

15

有支撐的大休息 ✕

平靜心靈，減緩疲勞

1/ 仰躺在瑜伽墊上，在頭下墊一條折疊的毯子或毛巾，膝蓋下方使用瑜伽抱枕支撐。（可在身上蓋上一條毯子）

2/ 雙臂稍微遠離身體，手掌朝上；雙腿微微分開，雙腳輕輕地向兩側外翻。

3/ 想像肩膀融化到地板上，脖子後面很長；輕輕閉上眼睛，感覺眼球在眼窩中變得沉重、太陽穴變得柔軟、眼睛周圍的細小肌肉放鬆，想像軟化額頭肌肉，肌膚光滑如絲。

4/ 讓身體放鬆融入地面的支撐，感覺身體的所有肌肉和骨骼，都安心地交給地面。停留你需要的時間。

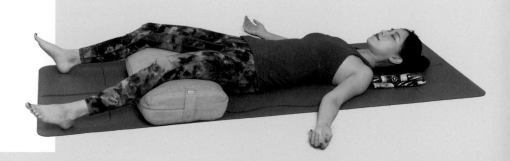

動作常見問題

Q1 為什麼在大休息（Savasana）中使用支撐？

在 Savasana 中休息的鎮靜效果可以起到很好的治療作用，有助於恢復神經系統的平衡，但關鍵是完全放手，釋放身體所有的身體緊張，這通常需要一點支持。

對我們大多數人來說，平躺在地板上會在身體某處產生緊張感，神經系統即使是最輕微的緊張也會保持警覺。在膝蓋、下背部、頸部或頭部下方放置適當大小的東西（毯子、抱枕、毛巾），通常可以提供恰到好處的支撐，以盡可能多地釋放肌肉緊張，讓神經系統放鬆。

Q2 怎樣才能在 Savasana 中不要想東想西？

請嘗試移除感官輸入，例如避開周圍的光線。推薦嘗試使用眼枕，選擇有一點點重量的眼枕，將會更容易安定下來，或者只是將毛巾或毯子的邊緣搭在閉上的眼睛上遮住光。

為了讓腹部放鬆，可以在下腹部水平放置一塊瑜伽磚、一個枕頭或幾條折疊的毯子；為了支撐脖子，可以在脖子和頭下放一條折疊的毯子或墊子，直到前額略高於下巴；想減輕下背部的緊張，可以將捲起的毯子或瑜伽枕放在膝蓋下方。

如果你在練習後有緊接著的行程，往往會是無法澈底放鬆的主因；選擇合適的音樂，並充分利用挑選好的音樂長度來控制大休息的時間，當然你也能直接調個輕柔的鬧鐘喚醒自己。

Katie 老師 小叮嚀

當在墊子上所做的一切努力直到最後，你需要那神奇的五分鐘完全放鬆，瑜伽練習期間發生的所有這些漸進的身體、生理、情感和能量變化，將整合到你的身體系統中，休息得越深，感覺就越好。

Q3 雖然知道有必要，但總是想要略過 Savasana？

儘管大休息對身體和心靈有很多好處，但不少練習者仍然認為這是無聊且浪費時間的，這實在非常可惜。下一次請務必試試看，當你最後躺在墊子上時，找到一個舒適中立的位置（或許也可能不需要那些輔具），感受從你的頭底至尾骨拉長，打開胸部，並將肩胛骨放鬆，讓身體感到沉重、沉往地面，將每一根手指頭、腳趾頭都放鬆沉入墊子中。

注意腦中浮現的想法而不執著於它們，隨著時間的推移，你的思想會開始平靜下來，神經系統會安靜下來，你甚至可能會在 Savasana 中進入冥想狀態。

Q4 在 Savasana 睡著是可以的嗎？

理想上，我們能夠在大休息時非常深入的放鬆而不會真正入睡。但如果你開始聽見自己的打呼聲，或是真的睡了一個比預期更長的時間，代表你真的很需要睡眠。睡眠和休息放鬆是有區別的，兩者對我們的身體都是必不可少的，因此這個問題的答案取決於你如何看待這個姿勢。

如果目標是冥想——活在當下，有意識的觀察思想，與內在自我聯繫，那麼請試著讓自己保持清醒。但是，如果你將 Savasana 視為一天中難能可貴的小睡時間、且真的睡著了，請告訴自己：我很棒！

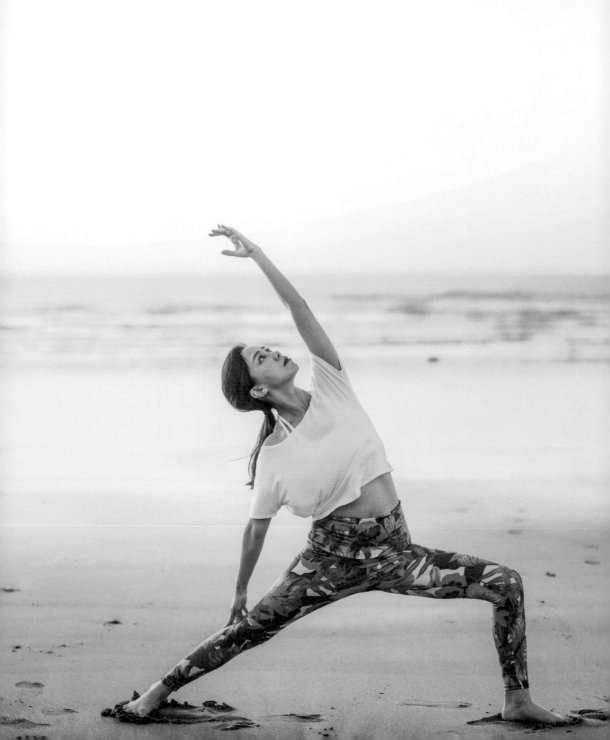

Chapter

04

凱蒂老師的
私人瑜伽課

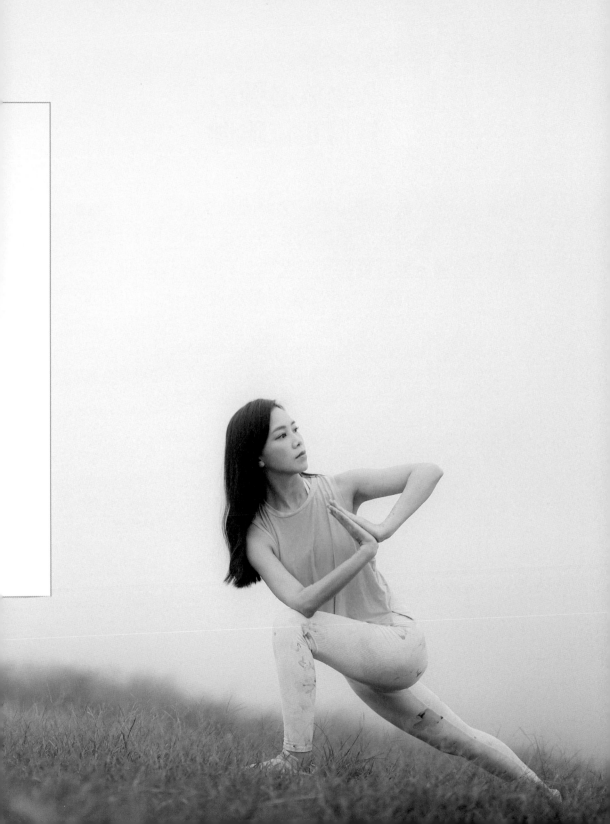

久坐族必練的
骨盆正位瑜伽

> 66
>
> 長時間加班，懷疑因為久坐
> 造成左右兩邊的臀部一高一低，
> 左邊下背部很痠，有時候會突然沒來由的
> 痛起來，吃止痛藥都沒效……
>
> 99

日常生活不對稱的慣性動作與身體所累積的壓力，都有可能造成骨盆前傾、後傾、歪斜、緊繃或鬆弛，而骨盆正位可能改善許多身體的問題，例如：經痛、便秘、更年期不適等等。

骨盆底是一組位於骨盆的關鍵深層肌肉，從前恥骨一直延伸到脊柱底部。盆底的形狀像一個盆，將所有盆腔器官（子宮、陰道、腸和膀胱）固定在適當的位置，並支撐膀胱以在你排尿時提供控制。除了控制膀胱滲漏外，強壯的骨盆底肌肉還可以為你提供更強的腹肌核心力量、提高性敏感度和改善姿勢等等。

除了這邊分享給大家的骨盆正位瑜伽伸展動作外，也非常推薦你在日常生活中加入骨盆底強化的瑜伽姿勢來鍛煉這些肌肉改善整體健康，例如：座椅式、橋式、蝗蟲式、英雄三。

本章的每一篇動作可串連序列練習，也可以單獨做。

01 蜥蜴式

1 四足跪姿，左腳大步跨到左手外側，腳掌一點小外八。

2 右腳可以選擇腳趾尖點地或是腳背貼地，如果覺得右腿前側還有空間伸展，可以再往後退一小步。

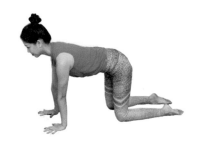

3 吐氣，慢慢將手肘貼往地板，如果覺得髖太緊，可以拿瑜伽磚支撐在手肘底下，或是維持在手掌撐地的高度。

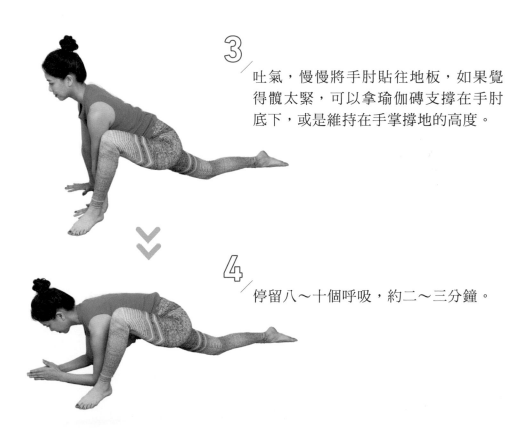

4 停留八～十個呼吸，約二～三分鐘。

02 鴿式

1

接續在蜥蜴式之後,將左腿在
前彎曲 **90** 度,右腿向後伸直。

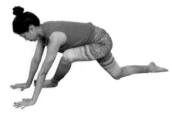

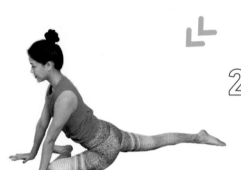

2

讓小腿與墊子邊緣平行,吐氣
時慢慢將上半身往前趴。

3

可將右腿向後移動,讓腿和髖
的空間多一些;身體向前、向
下伸展。

！注意右腳尖、腳
跟、膝蓋以及臀
部呈一直線。

4

停留八～十個呼吸、約二～三
分鐘。

03 ～ 美人魚式

1

完成鴿式後，抬起上半身，
將後側伸直的腳往回勾，讓
回勾的腳繼續向身體靠近。

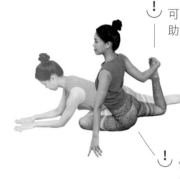

可用手稍微輔
助腳的穩定。

保持髖位於中
心，不偏移。

2

雙手在身後互扣，和回勾的後側
腳成兩個相反的力量。停留八～
十個呼吸、約二～三鐘後，回到
下犬式放鬆雙腿。

3

由下犬式來到四足跪姿，進入右
腳在前的蜥蜴式。

轉換動作

1
以上 01 ～ 03
右邊左邊都做
完後，來到下
犬式停留五個
呼吸。

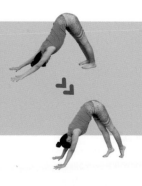

2
雙腳往前走到
兩手中間，順
勢坐在瑜伽墊
上，接續以下
動作。

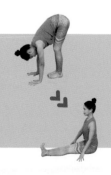

• EXERCISE •

04　坐姿扭轉

· ·

1

先到一個舒服的坐姿，注意保持
髖位於中立的位置；左腳屈膝，
踩到右大腿的右邊地上。

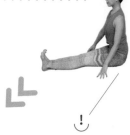

ⵏ
感覺左右兩邊
的坐骨平均坐
在地面。

ⵏ
先 從 腹 部 開
始，接 著 是
胸部往左轉，
最後才是頭。

2

左手點在左後方地板，右手舉起，
從腹部開始往左扭轉，讓右肩轉
向身體中心線。

3

彎曲右手肘放在左大
腿外側，停留五個呼
吸，再換邊扭轉，停
留五個呼吸。

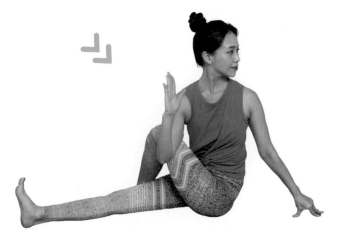

· EXERCISE ·

05　坐姿側彎伸展

1
坐姿開始，將右腳向側邊伸直，左
腿曲膝盤起，腳掌靠近大腿根部。

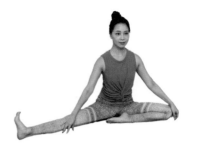

2
雙手向上舉起，右手彎曲
手肘，左手沿著耳朵向上
延伸，吸氣時，身體向右
彎曲，右手肘放在右膝蓋
上，撐住頭。

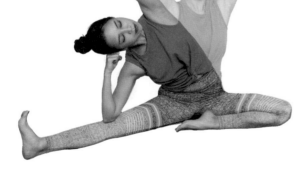

3
停留五個呼吸，再換邊停
留五個呼吸。

POINT

骨盆的歪斜會伴隨著腰痠背痛、駝背塌腰，也會影響體態。忙碌的生活裡
可能較不會發現自己的體態有所改變，趁著睡前的空閒時段，一起來好好
檢視一下骨盆位置，並且讓髖放鬆一下吧！

找回大腿縫的
大腿內側訓練

66 覺得自己不算太胖，但是腿都瘦不下來， **99**
穿裙子的時候雙腿內側竟然會摩擦，
太跨張了！

大腿肌肉承載著你上半身的重量，因此，保持它們的強壯和健康很重要。正確的瑜伽姿勢鍛鍊將為你的大腿提供更多力量、更加有線條，大腿區域也會有更大的靈活性。

日常上班時較少會使用到大腿內側的力量，久坐下來會較容易有脂肪的堆積，而大腿又是減脂最頑固的部位之一！瑜伽可以做的是，除了幫助你燃燒卡路里，更學會耐心並減少飲食壓力。

瑜伽讓我們更加注意自己的飲食習慣，從而幫助你堅持優質飲食，例如雞肉（瘦肉部位，如雞胸肉、雞里肌肉）、魚、蔬菜、新鮮水果，還可以提高你的意識水平，因此你更有可能在狼吞虎咽之前識別出飽足感。定期練習瑜伽還可以緩解生活中的壓力，避免報復性吃進不必要的垃圾食物。

瑜伽練習每小時可燃燒 100 多至 600 多卡路里，具體取決於你的身材、課程的強度以及你對姿勢的舒適程度。讓我們一起來燃燒大腿內側的肌肉，打造更好的雙腿線條吧！在進行以下的練習時，記得要將意識專注感受大腿內側的力量。

· EXERCISE ·

01 坐椅式

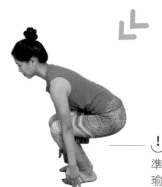

1

輕鬆的站姿，感覺雙腳的力量
啟動，腳掌穩定地踩在墊上。

2

膝蓋微彎，雙手往下滑過地板，
將臀部尾骨內捲，雙手順勢畫
半圓向上延伸。

!
準備厚毛巾或
瑜伽磚夾在膝
蓋內側。

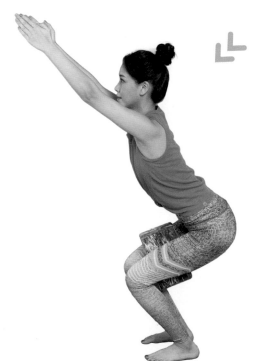

3

吸氣時，背部伸長，肩膀遠
離耳朵。

4

吐氣時，腹部向內收、大腿
根部收緊，停留五個呼吸後
回到 **1**。

02　老鷹式

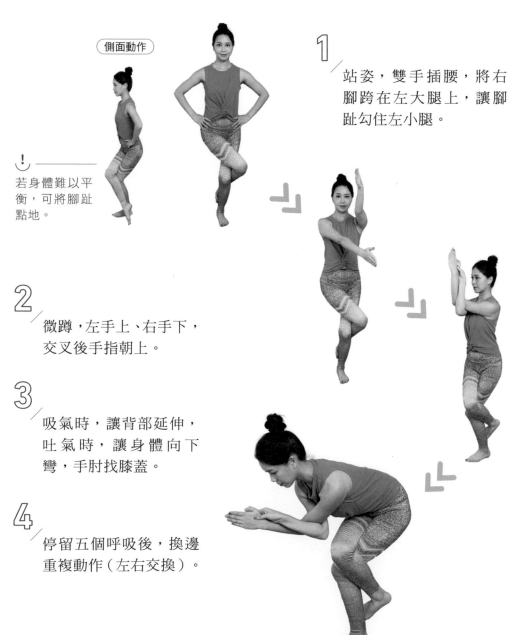

側面動作

⚠ ——— 若身體難以平衡，可將腳趾點地。

1 / 站姿，雙手插腰，將右腳跨在左大腿上，讓腳趾勾住左小腿。

2 / 微蹲，左手上、右手下，交叉後手指朝上。

3 / 吸氣時，讓背部延伸，吐氣時，讓身體向下彎，手肘找膝蓋。

4 / 停留五個呼吸後，換邊重複動作（左右交換）。

· EXERCISE ·

03 女神式

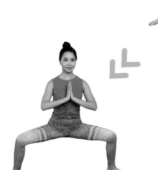

1／站姿，雙腿左右打開一大步，
腳掌外八，彎曲膝蓋後蹲低至
膝蓋與臀部同高。

2／尾骨往內捲、不翹屁股，手可以合
掌或高舉向上，保持五個呼吸。

挑戰版

嘗試墊起腳，同時使大腿與地板
平行，膝蓋保持在腳趾上方。

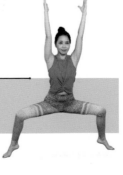

04 站姿分腿前彎

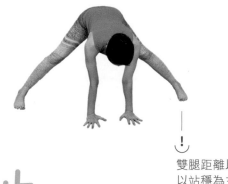

1 　將雙腿左右打開一大步，腳掌平行，身體往前彎，手掌按穩地面。

　雙腿距離以可以站穩為主。

2 　雙手往雙腿中間移動，感覺腳掌往下穩定扎根。

3 　加深前彎，彎曲手肘，保持五個呼吸。

· EXERCISE ·

05 橋式

. . . .

1 仰躺在瑜伽墊上，雙腳屈膝，打開至與髖同寬。

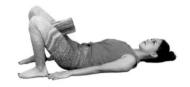

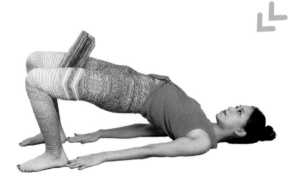

2 抬起臀部，保持膝蓋遠離骨盆，骨盆往胸延伸，感受大腿內側給予瑜伽磚的力量。

3 停留五個呼吸，臀部放回地面，從 1 開始重複三次。

一開始練習時，或許會不知道自己到底有沒有使用正確的地方出力，別擔心，練習幾次動作比較熟悉之後，慢慢地將注意力集中在大腿內側，會發現越來越能掌握內側肌肉發力的感覺。趕快和朋友一起來練習，找回大腿縫，打造更漂亮的雙腿線條吧。

穩定核心、緊實手臂線條的
頭倒立準備練習

> 66
> ### 我想要在海邊的沙灘上拍一張
> ### 成功的頭倒立照片。
> 99

想拍一張成功的頭倒立照片，卻又覺得動作太遙不可及，遲遲無法心想事成嗎？頭倒立（Sirsasana）往往是大多數同學學習的第一個倒立，因為它是翻轉我們自己重要的基礎之一。這個奇妙的姿勢改變了我們的視角，因此可以感到身心煥然一新。

在頭上保持平衡，並不意味著將所有重量都放在頭上，倒立是一種需要肩部、核心和腿部力量的全身姿勢。每隔幾次呼吸就要重複提醒自己，「肩膀遠離耳朵，上臂外側收緊」，這將使重量遠離頸部。 將你的前肋骨收緊以穩定核心，並將雙腿抱在一起，把能量向上延伸到天花板。

很多女生對於鍛練上肢的力量是排斥的，一方面擔心練太壯（但其實要變壯真的沒有那麼容易），二來是由於不擅長，所以本能反應自然想要略過，包括我自己剛開始練習瑜伽的時候也是如此，覺得鱷魚式完全是大魔王等級，常常有一種跌進鱷魚式、匆忙帶過去的感受。

有了明確的目標後，一切就變得輕鬆容易，找到開始的強烈動機距離成功就不遙遠了。讓我們一起來鍛鍊頭倒立的根基吧！

· EXERCISE ·

01　Ⓐ 反向平板

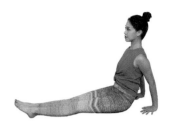

1
坐在瑜伽墊上,將雙腳向前伸直,雙手放在臀部後方,手指朝向臀部。

2
肩膀向後轉開,身體稍微向後傾斜,讓肩膀與手臂呈一直線。

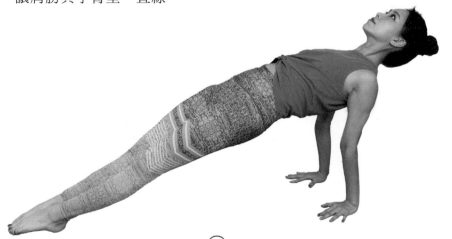

如果做反向平板太吃力,可改做下一頁的桌式。

3
吸氣時,胸口打開、感受脊椎延伸。

4
手掌推地、手臂及臀部同時發力,使臀腿離開地面,停留三～五個呼吸。

Ⓑ 桌式

・・・・・・・・・・・・・・・・・・・・・・・・・・・・・・・・・・・・・・

1
坐在瑜伽墊上，雙腳踩地，雙
手撐在背後。

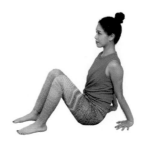

2
腳掌和手掌分別踩穩壓穩地
面，尾椎將臀部往上推。腹
部收緊，停留三～五個呼吸。

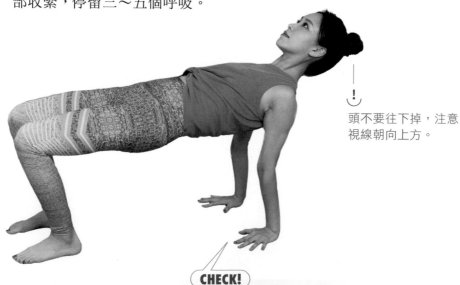

頭不要往下掉，注意
視線朝向上方。

CHECK!
若手腕開始感受麻、痛感，
可以在臀部下方墊抱枕，
或是瑜伽磚，讓臀部稍微
離開1公分即可。

02 平板式

· ·

1 跪姿，將手掌貼地，與肩膀同寬。

2 吸氣時，手掌推向地板，撐起身體，
雙腿伸直，感覺腳跟踢向一面牆。

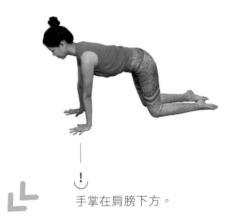

手掌在肩膀下方。

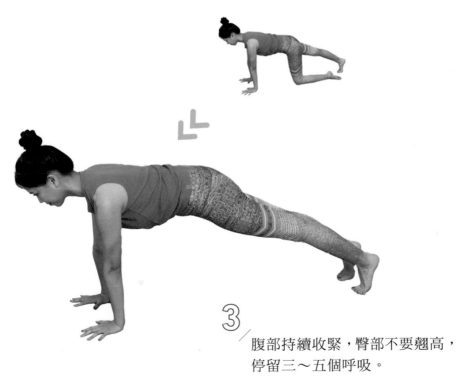

3 腹部持續收緊，臀部不要翹高，
停留三～五個呼吸。

EXERCISE

03　Ⓐ 鱷魚式

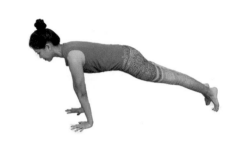

1　先平板式撐地，雙手伸
直支撐身體。

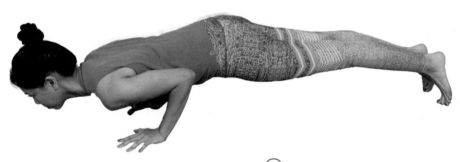

如果做鱷魚式太吃
力，可改做下一頁
的八支點地。

2　身體緩緩向下，手肘彎
曲，身體與手臂平行。

3　腹部收緊，維持核心出
力穩定身軀。

Ⓑ 八支點地　　　鱷魚式替代動作

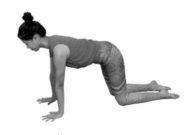

1 四足跪姿，手掌、膝蓋、腳背都貼在瑜伽墊上。

從平板式接續的話，可直接膝蓋跪地。

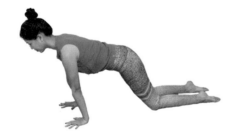

2 重心往前移，放至手臂以及上半身，然後彎曲手臂讓身體往下。

3 下巴點地，停留三～五個呼吸。

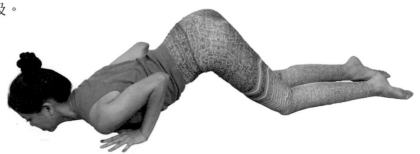

113

· EXERCISE ·

04　船式

注意！孕婦、脊椎背部受傷
的朋友，請避免練習此動作。

1 以坐姿開始，彎曲膝蓋，
雙腳踩在地面。

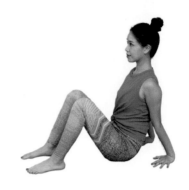

2 吸氣時，重心向後，雙手扶在大
腿後方。吐氣時，將小腿抬起，
平行地面，雙手放開往前伸直，
停留五個呼吸。

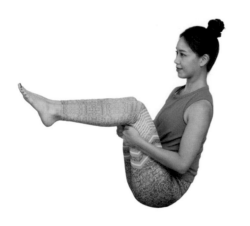

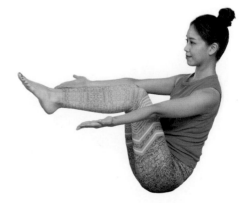

3

身體往後躺，雙手往後延伸，雙腳伸直
不碰地，再回到 **2**，反覆三次。

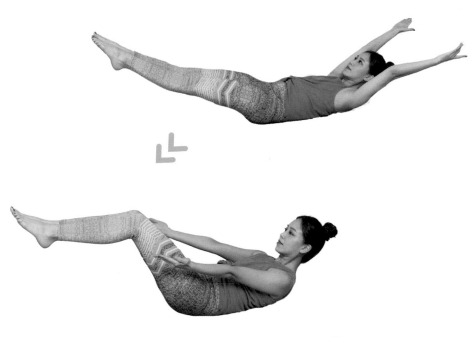

挑戰版

當核心力量足夠時，找到平衡
後，伸直雙腿，讓身體呈現 V
字，雙手也向前延伸，停留
三～五個呼吸。

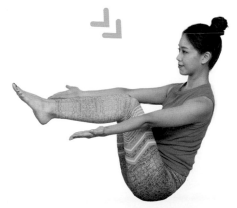

加強運動表現的
平衡與扭轉練習

❝ 我很喜歡打高爾夫，教練推薦我來練瑜伽， **❞**
希望透過瑜伽強化扭轉擊球時的穩定，
也平衡其他身體肌肉。

瑜伽的練習本質雖然是相同的，但發展應用已經越來越多元，
近年我認識許多喜愛不同運動的朋友，都發現了瑜伽對於強化
運動表現的好處，例如：想提升臥推的重量、想在自潛拍人魚
照時有更美的 S 曲線、想在長跑前後制定專屬暖身和放鬆、想
在鋼管時更容易把腿劈開……。無論你的目標是什麼，瑜伽都
可以自由融入你的生活。

或許你會注意到，即便是同樣的運動目標，會因為不同的身體
需求而有些微編排差異，或是被給予截然不同的瑜伽練習推
薦，這就是私人瑜伽課的獨特之處，總是量身定做。而瑜伽老
師們的教學方式也跟著與時俱進，不再是過去僅專注於柔軟度
的練習，我們更強調靈活度與力量、穩定與伸展之間的平衡。

這套練習對於經常腰痠背痛的人也很有幫助，一起來試看看
吧！

· EXERCISE ·

01 嬰兒變化式

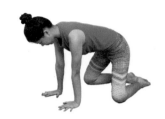

1 跪姿，膝蓋與臀同寬或略寬於臀，膝蓋打開，兩邊腳拇指互碰。

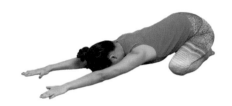

2 吸氣，將上半身往前傾，同時延伸脊椎。

3 將上半身完全趴在瑜伽墊上，額頭輕輕靠著墊子。

4 右手疊在左手上，雙手移至左前方伸展身體右側，停留三～五個呼吸，再換手交疊、將雙手移至右前方伸展。

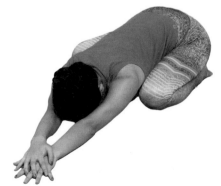

02 英雄二式

1 站姿開始，將雙腳左右大幅跨開，同時把手左右展開，舉至與肩同高。

2 彎曲右膝蓋將近 **90** 度，上半身頭頂和骨盆維持直線，停留三～五個呼吸。

03 三角式

1

接續上個動作英雄二，右手
往前走，推直右腿。

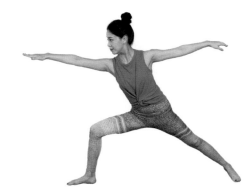

2

吸氣時延伸脊椎，吐氣時將身
體向右側彎，左手向上伸直，
右手放在右腳踝位置，停留三～
五個呼吸。

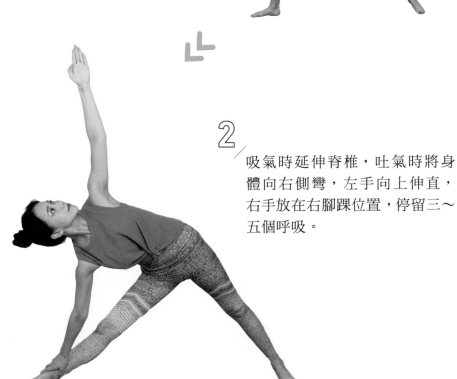

04 側角式

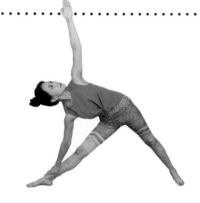

1 接續上個動作三角式,將右手放至右腳旁地面上。

2 左手往斜上方延伸,貼在耳朵旁,感受左手和左腳呈一直線的延伸,停留三～五個呼吸。

簡單版
也可做簡單的版本。前腳膝蓋 90 度,將下方的手彎曲手肘放在大腿上。

轉換動作
結束後,換左腳在前的英雄二、三角式、側角式。

· EXERCISE ·

05 半魚王式

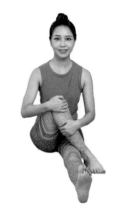

1 坐在瑜伽墊上，雙腿向前伸直，將脊椎
有意識向上延伸。彎曲右膝蓋，將右腳
掌踩在左大腿外側。

若身體較僵硬，也
可保持左腿伸直。

2 左腿彎曲，後腳跟盡量靠
近臀部；右手在身體右後
方點地，左手舉起。

感覺手和腳兩個力
量互相抗衡。

3 身體往右邊扭轉，左
手彎曲手肘放在右大
腿外側，停留三～五
個呼吸後換邊。

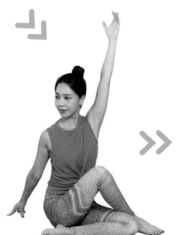

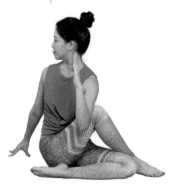

06 躺姿抱膝扭轉

1 / 躺平後，彎曲右膝，雙手抱住右膝，左腿保持伸直，吐氣時讓右大腿靠近腹部。

2 / 吸氣，感受胸口吸飽氣，腰背自然有弧度，吐氣，腹部內收，讓下背與地面沒有縫隙。

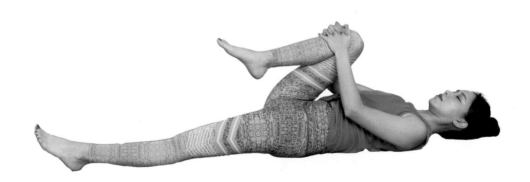

3

幾次呼吸後，帶入扭轉，讓右膝
靠近左腿側的地板，左手輕壓在
右膝上，右手朝右側打開，停留
三～五個呼吸後換邊。

! 視線可看向打
  開手，或看向
  天花板。

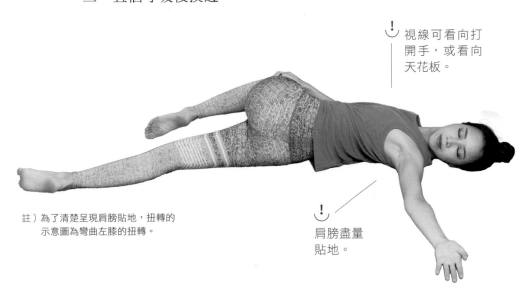

註）為了清楚呈現肩膀貼地，扭轉的
　　示意圖為彎曲左膝的扭轉。

! 肩膀盡量
  貼地。

3C 族緩解肩頸痠痛的
自救練習

**❝ 固定會去針灸，經常貼著痠痛貼布，
但最近發作越來越頻繁，
好像不能就這樣放著痠痛不管…… ❞**

我們大多數人都過著高強度的生活，總是忙於各種活動，這對於我們的身體來說實在太過分了，這也是為什麼我們在日常生活中可能遇到許多疼痛和疾病。

你受傷了，你只是挺過去，而不讓它有機會痊癒。或許你太過努力，也習慣用強烈的意志力試圖撫平一切，讓我們一起在練習時對自己說：我允許自己放鬆、我允許自己放掉。

01 背後祈禱式

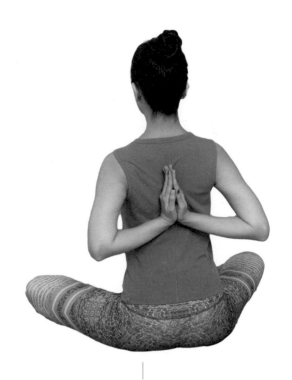

1 站立或是坐在瑜伽墊上，背部打直。雙手放置後背，嘗試手指碰觸合掌。

2 吸氣，雙手合起，試著慢慢往上移動。

3 停留三～五個呼吸，再慢慢放下，重複三～五次。

! 注意不要駝背。

簡單版

如動作 1 無法合掌，可以 ① 互抱手肘，或②雙拳在背後互碰取代。

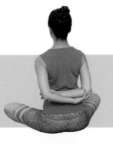

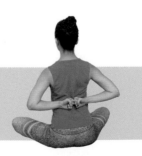

① 互抱手肘　　　② 雙拳在背後互碰

02 門閂式扭轉

1 跪姿，將右腳向側邊伸直，左手往上舉起，右手掌按穩地面，試著讓上下手臂一條線。

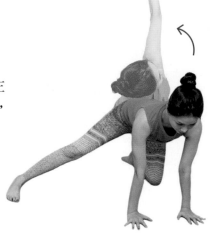

2 左手臂越過身體，伸向右側抓住右腳腳踝。

3 右手則背在背後，左肩貼地，右肩膀轉開，感受背部伸展。

4 維持三～五個呼吸後，換邊伸展。

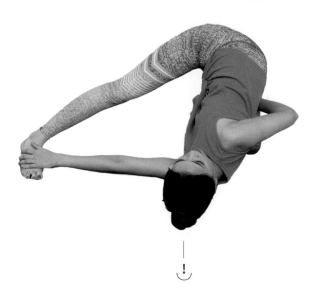

腹部出力，會扭轉得更順利。

· EXERCISE ·

03 兔子式

1
跪坐在瑜伽墊上，雙手握
住腳跟。

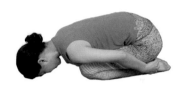

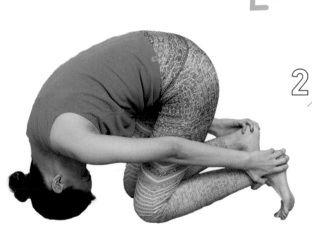

2
保持呼吸並緩緩地圓背前
彎，額頭靠近膝蓋，臀部
離開腳跟，頭頂點地。

3
吸氣時，臀部坐回腳跟，額頭貼地，回
到嬰兒式休息。重複三～五次。

雙手交叉胸前伸展

1

趴在瑜伽墊上，左手上、右手下交叉胸前。

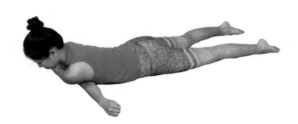

2

重心前移，下巴靠在手臂、額頭貼地。

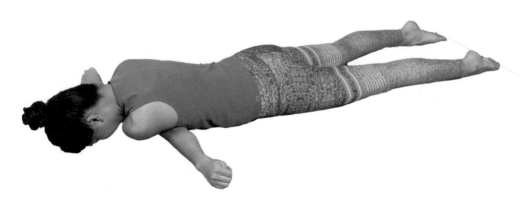

3

感受肩膀以及背部的伸展，停留三～五個呼吸後，換右上左下進行。

· EXERCISE ·
05 單手橫放胸前伸展

1

趴在瑜伽墊上，左手
臂越過胸前、放在右
邊的位置。

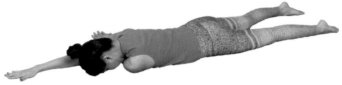

2

右手向前延伸，並將
左腿膝蓋彎曲抬起。

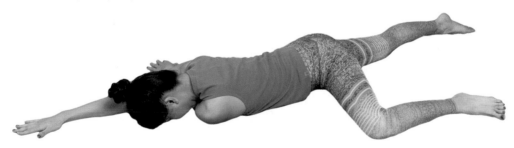

3

感受肩膀以及背部的
伸展，停留三～五個
呼吸後換邊進行。

POINT

身體在伸展的過程中，也能釋放一些心
理的壓力，除了可以減緩痠痛，還能讓
肩頸線條更好看，適當的休息，可以讓
效率更加提升唷！

改善失眠及淺眠的
睡前修復瑜伽

> **好像有睡又沒有睡的感覺，**
> **睡了很久但還是精神委靡，**
> **整個晚上都在做夢、越睡越累⋯⋯**

你昨晚睡得怎麼樣？今天早上醒來時感覺如何？有時感覺就像在兜圈子，從一個任務跑到另一個任務，從一個期望到下一個，所有這一切都是為了一個平庸的願望：在夜晚好好休息。

想要醒來時感覺神清氣爽，身體如此放鬆，即使 email 收件箱裡裝滿緊急電子郵件、也無法壓垮的活力！溫和的修復瑜伽序列，可以幫助解決這個問題。

有許多原因會造成失眠的狀況，生活緊張、工作壓力等等，都會影響到睡眠品質。想要改善失眠，需要養成好的睡前習慣，一起來建立屬於自己的「睡前儀式感」。

以下的睡前修復瑜伽，每個動作都停留三～五分鐘，好好的感受背部、胸口、腿後側、股四頭的伸展，再用最後的大休息讓自己完整的沉澱下來。

· EXERCISE ·

01 青蛙式

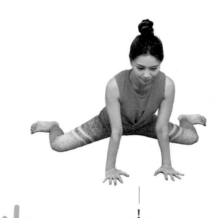

1 四足跪姿,雙腿小腿貼在地面,腳趾朝外。

腰部不要塌陷,避免腰痠。

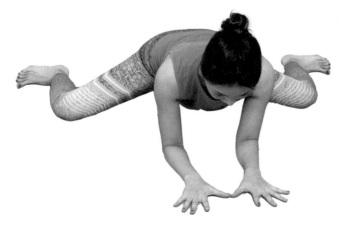

2 雙腳膝蓋左右打開,腳踝和膝蓋呈一直線,膝蓋和骨盆也成一直線。

3 彎曲手肘貼在地面,停留三~五分鐘,過程中注意保持呼吸。

02 坐姿分腿前彎

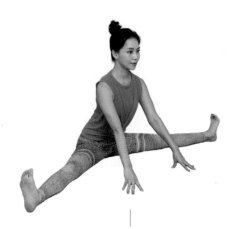

1 坐在瑜伽墊上，雙腿朝左右打開，微微彎曲雙腳，腳趾朝上，感覺兩邊坐骨平均坐在地板上。

雙腳打開的角度不用勉強，依自身狀況決定。

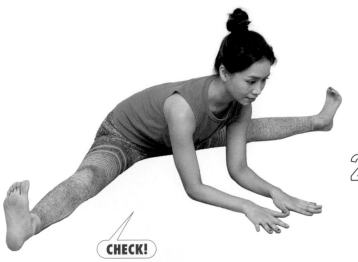

CHECK!
若覺得雙腳打開太勉強，可先彎曲一腿。

2 吸氣時拉長脊椎，吐氣時往前趴，停留三～五分鐘。

03　臥英雄式

1

延續上個動作分腿前彎結束後，起身調整成跪姿。

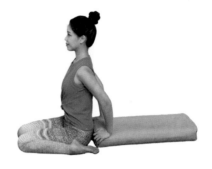

! 躺下前，確認兩邊坐骨平均坐在地板上。

2

雙膝膝蓋輕靠，將兩腿的小腿肚向外撥，讓屁股坐在兩個腳跟的中間。

! 雙手可以左右打開，也可以舉過頭。

3

吐氣、慢慢向後，躺在瑜伽枕上，停留三～五分鐘。

CHECK!

若膝蓋、腳背或腳踝不舒服，請調整輔具支撐；如果調整後感覺沒有比較好，可進行單腿臥英雄式。

04　躺姿束腳式

. . . .

1/
躺在瑜伽墊上，膝蓋彎曲、雙
腳朝兩側打開，腳底併攏。

2/
停留三～五分鐘，過程中專注
於呼吸。

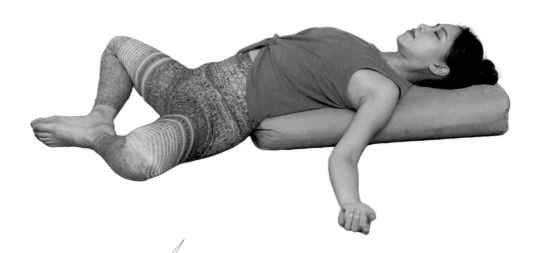

CHECK!
如果感覺髖部或膝蓋不舒
服，或是膝蓋高度無法下
降，可以在大腿下方添加
毯子或瑜伽磚支撐。

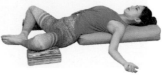

· EXERCISE ·

05 大休息

1

輕輕閉眼，雙腳打開與瑜伽墊同寬；雙手掌心朝上，自然地放在身體兩側。

2

感覺從眉心開始放鬆，讓身體往下沉往地板。至少維持三～五分鐘，或是就這樣直接入睡。

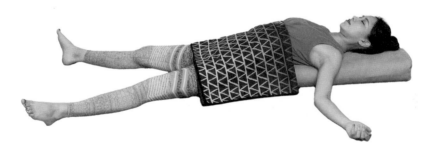

POINT

試著改變幾項生活習慣，更能幫助入睡喔！

（1）睡前至少 30 分鐘～ 1 小時，不使用並遠離 3C 產品。

（2）休息時，把握我們擁有的「當下」，試著停止煩惱過去以及未來。

（3）不要過度補眠，容易打亂生理時鐘。

（4）適度地攝取咖啡因，同時觀察自己在幾點之後攝取會影響晚上的睡眠，盡量在這個時間之前攝取完畢。

漸漸養成規律的生活習慣，讓自己處在放鬆的環境，閉上眼睛、專注並穩定的呼吸，可以讓身心更加放鬆，更容易入睡。

開啟愉快的一天、
啟動身體的早晨瑜伽

66 每天早上都要調無數個鬧鐘， **99**
匆忙地喝一杯咖啡然後趕著出門。
我想改變這個 morning routine ！

我們的目標和決心通常基於變得更快樂、更健康、更充實和擺脫消極習慣。但是，當我們要放棄一個習慣時，通常會在它的位置留下一個大洞，這就是為什麼戒菸、戒酒、戒糖、巧克力、肉類或任何你決定遠離的東西如此困難的原因，因為你認為沒有什麼可以真正取代它。

一個習慣的養成，通常是這個習慣可以幫助緩解壓力或提供某種娛樂，它們有時會讓我們感覺良好或下意識提供安全感，所以習慣並不是不必要的，它們只是並不總是幫助我們成為最好的自己。

試著讓舊的出去，新的進來。以下是關於早晨瑜伽的好處：（1）擺脫早晨的肌肉僵硬，（2）放下前一晚的壓力，（3）讓呼吸步入正軌，（4）釋放快樂荷爾蒙，（5）擁有屬於自己的時間，（6）照顧消化系統，（7）降低對咖啡因的依賴，（8）提高注意力和專注力。

嘗試將賴床的十分鐘轉變成為啟動身體的時間吧！開始執行後，相信你會發現早晨瑜伽的力量。

· EXERCISE ·

01　高弓箭步式

．．

1

站姿開始，右腳大步
往後踩一步，大腿有
力的往上推，左腳在
前、膝蓋彎曲。

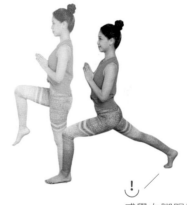

！
感覺右腳跟踩入
一面隱形的牆。

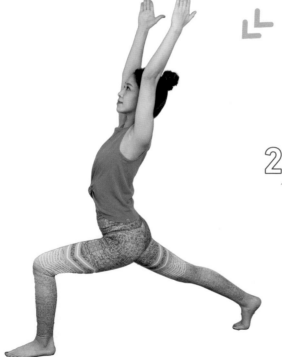

2

吸氣，雙手高舉過頭，帶入一
點後彎，保持三～五個呼吸。

02 高弓步扭轉

1
從高弓箭步接續，雙手合掌胸前後，身體扭轉至左邊，彎曲右手肘來到左大腿外側。

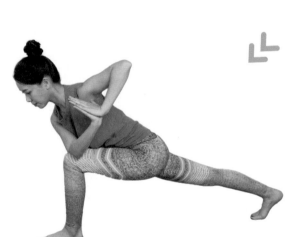

2
盡量讓肚子遠離大腿，雙手合掌，往心正中央推，停留三～五個呼吸。

⚠ 扭轉和維持動作時，核心和腿部的力量不要放。

3
身體回正，解開雙手後插腰，收回右腳回到站姿。

轉換動作
接著換右腳在前的高弓箭步和高弓步扭轉，結束後再接到下一個動作。

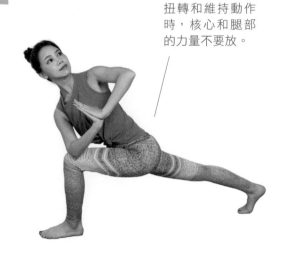

· EXERCISE ·

03　樹式

· ·

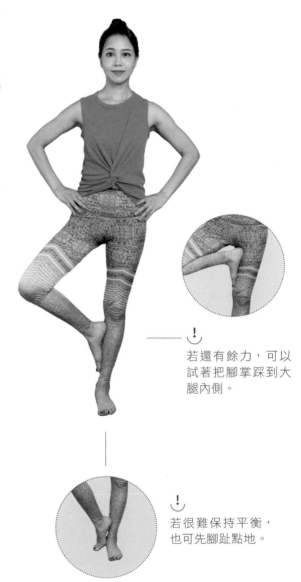

1
站姿開始，讓腳掌確實感覺踩穩地面。

2
重心轉移到左腳，吸氣時將彎曲右膝蓋，讓腳掌踩在小腿處。

若還有餘力，可以試著把腳掌踩到大腿內側。

若很難保持平衡，也可先腳趾點地。

NG!

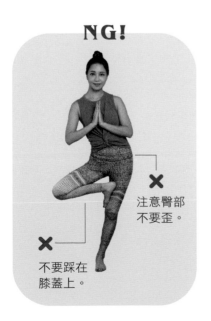

✕ 注意臀部不要歪。

✕ 不要踩在膝蓋上。

接續下頁 ▶▶

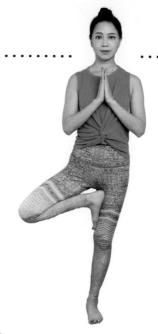

3

雙手在胸前合十，或可試看
看雙手高舉成 V 字型，看向
一個不會動的點。

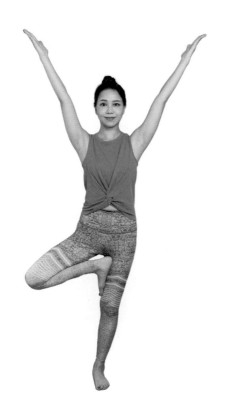

4

保持三～五個呼吸後，放鬆
回到站姿。接著換邊重複。

·EXERCISE·

04　低弓步式

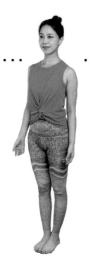

1
站姿開始，右腳大步往後踩，
右膝跪地，讓腳背貼地。

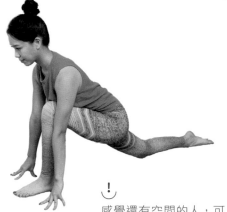

2
雙手點在前方，穩定身體之
後吸氣，雙手高舉過頭，感
覺身側和手臂拉長。

感覺還有空間的人，可
以多退一步，讓腿前側
有更多的伸展。

3
試試看帶入一點後彎。停留三
至五個呼吸。

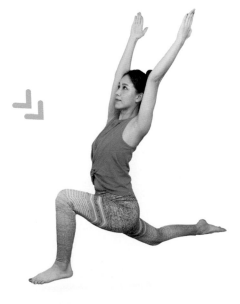

1 接續前面的低弓步動作，雙手在前方點地，吐氣時慢慢把左腳伸直，臀部挪到右膝上方。

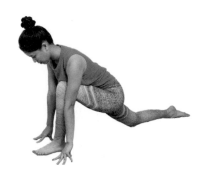

2 左腳的腳指頭勾往自己，雙手點在地板上，維持三～五個呼吸。

！前腿若很難伸直，可以彎曲膝蓋。

CHECK! 可以將手下放瑜珈磚輔助。

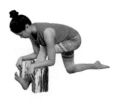

轉換動作

1 接著換左膝跪地的低弓步式接半猴王式。

2 從半猴王式離開，到下犬式停留五個呼吸，走到兩手中間後坐到地上。

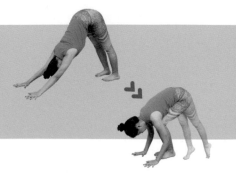

06 坐姿前彎式

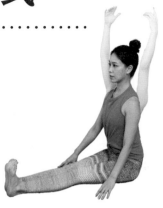

1 坐姿，雙腿往前伸直，
雙手舉起。

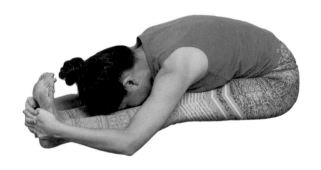

2 吐氣前彎，雙手放在雙
腿旁邊，停留三～五個
呼吸。隨著每次吐氣，
漸漸加深前彎。

CHECK!
若腿部感覺很緊繃，
可微彎膝蓋，盡量讓
肚子貼向大腿。

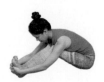

POINT
嘗試將賴床的 10 分鐘轉變成為啟
動身體的時間吧！開始執行後，
相信你會發現早晨瑜伽的力量。

143

改善體態、開闊心胸的
後彎練習

> **66**
>
> 規律的練習瑜伽半年多，
> 想要成功輪式後彎，但總是抓不到訣竅；
> 有幾次好不容易推起來、但停不到幾秒
> 就覺得手沒力，目標好遙遠、好想放棄……
>
> **99**

長時間坐辦公室，無論是打電腦、滑手機、讀書學習，總是讓我們的身體前傾，容易讓身體開始變得緊繃，後彎就更困難了。

就像想要變瘦，節食不是唯一一種方法，想要過上好生活不是只有努力工作賺錢，相信大家每一天都在為了自己的目標而努力；但有的時候，計畫趕不上變化，總是會有不同的驚喜出現在生活中。

在忙著追尋目標的過程不妨停下腳步重新審視，好好思考眼前做的選擇，是否和初衷相同呢？在理性思考的同時，也不要忘記傾聽自己內心的聲音。

希望大家都能一步步朝向理想生活前進，若是現階段還沒辦法確定自己想要的是什麼，也不用心急，只要讓每一天的自己都能感受到愉悅，保持樂觀的態度，對周遭的人事物表達感恩與尊重，真切平實的生活，一切就是正確的方向！

· EXERCISE ·

01 桌子式

· ·

1
坐在瑜伽墊上，雙腳踩地，雙
手撐在背後。

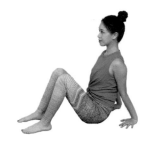

2
腳掌和手掌分別踩穩壓穩地
面，尾椎將臀部往上推。腹
部收緊，停留三～五個呼吸。

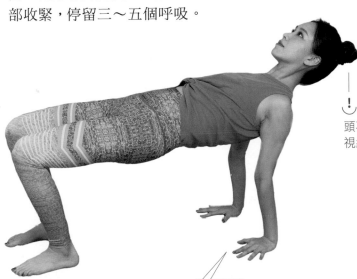

頭不要往下掉，注意
視線朝向上方。

CHECK!
若手腕開始感受麻、痛感，
可以在臀部下方墊抱枕，
或是瑜伽磚，讓臀部稍微
離 1 公分即可。

02 蝗蟲式

訓練下背及臀腿

1
趴在瑜伽墊上，雙手掌交疊貼地、額頭靠在手上。

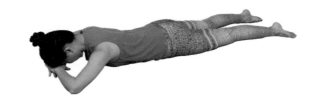

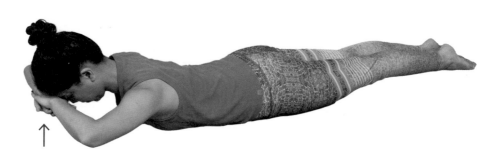

2
雙腿併起，吸氣時，上半身往上抬起。停留三～五個呼吸後放下。

··

訓練上背及核心

1 ╱ 趴在瑜伽墊上。

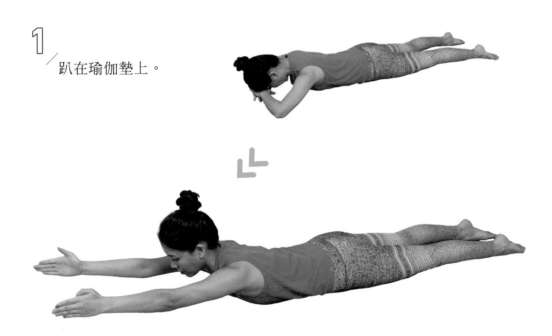

2 ╱ 雙手向前延伸，吸氣時，上半身抬起，
雙腿壓緊。停留三～五個呼吸後放下。

接續下頁 ▶▶

02 蝗蟲式

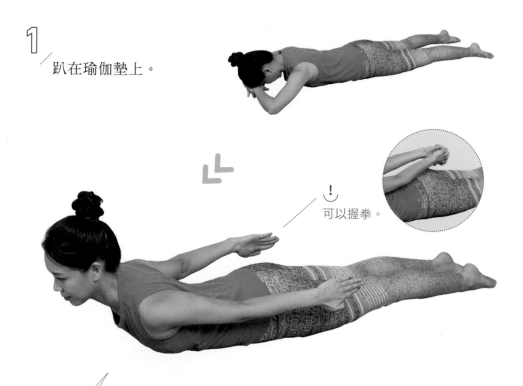

不同手部的練習

1
趴在瑜伽墊上。

可以握拳。

CHECK!
是能強化下背部及臀腿肌肉的練習，當這些部位的肌力提升之後，就能有效緩解腰部疼痛。

2
雙手向後延伸，吸氣時，身體及臀腿發力，向上抬起。停留三～五個呼吸後放下。

· EXERCISE ·

03　貓牛式

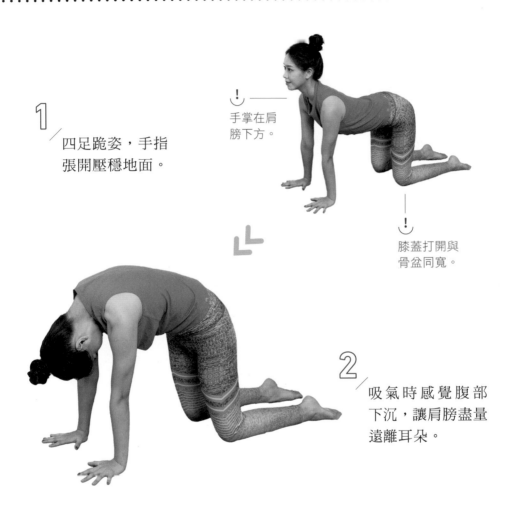

1 / 四足跪姿，手指
張開壓穩地面。

手掌在肩
膀下方。

膝蓋打開與
骨盆同寬。

2 / 吸氣時感覺腹部
下沉，讓肩膀盡量
遠離耳朵。

3 / 吐氣時拱背，把肚子向內收，
低頭看向肚臍，反覆五次。

04 小狗式

1 四足跪姿開始，雙手往前
延伸，尾骨往內捲。

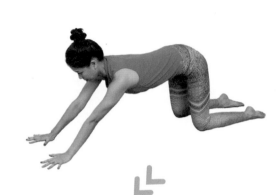

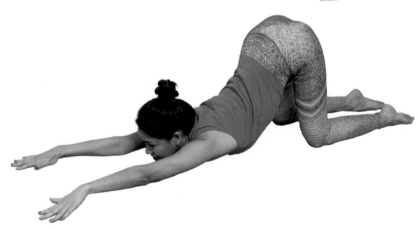

2 脊椎延伸拉長，注意膝蓋
和髖部在一直線上，下巴
點地、胸口貼地，停留三～
五個呼吸。

CHECK!
若感覺腰部壓力
太大，可改為額
頭點地，胸口不
落地。

如果真的想追求進步，目標不該放在「比別人好」，而是必需不斷「超越自我」，當你認為已經達到某個目標，而放任自己並開始感到自滿的時候，就是停止進步的時刻。

無論是初學者或已經練習了好一陣子，每個階段都會遇到撞牆期（在心理上或是身體），這時候「停下來」就是一種進步方式，學習路上沒有什麼比理解自己當下狀態更重要的了！適時調整，再重新出發。

很多時候練習的品質是從動作外型判斷不出來的！看似沒有什麼進步的後彎，實際上只有自己知道進步在可以停比較久、呼吸比較順或是內心比較平靜。

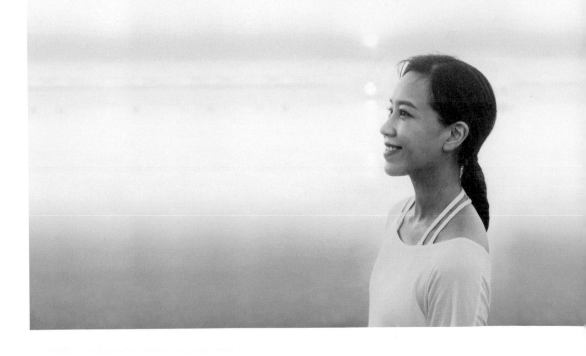

打造積極動力和正面情緒的
感恩冥想

> 66
>
> 無論正在做什麼，都無法關閉
> 吵雜的大腦。希望生活少一點混亂，
> 厭倦了生活帶來的所有戲劇性
> （太多無法掌控的事物）……
>
> 99

冥想是一種使用了數千年的技術，用於培養對當下時刻的意識。它可以提高注意力、連接身體和呼吸、培養對困難情緒的接受，已被證明可以提供許多身心益處，例如減輕壓力和提高免疫力。

儘管許多精神傳統都將冥想作為其教義和實踐的一部分，但冥想技術本身並不屬於任何特定的宗教或信仰。雖然起源古老，但今天仍在世界各地的文化中實踐，以創造一種和平、平靜和內心和諧的感覺。

「感恩冥想」是一種專注於表達對生活中人事物感激之情的冥想方式，能夠促進積極的情緒、希望和幸福感受。

同時，感恩會影響我們看待世界的方式，以及為我們找到身在其中的真實定位。我們生活中的一切，包括我們的存在，都涉

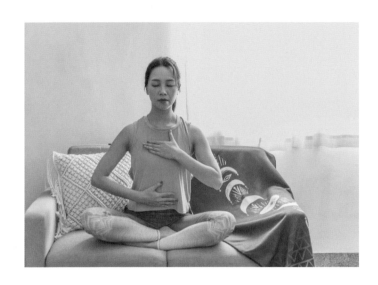

及他人的努力，感恩讓我們彼此相連，透過感恩的練習，我們將開啟智慧，以誠實的態度對待我們所擁有的一切，並停止過度膨脹自己。

有件事很重要，感恩不僅僅是對生活中的美好事物表達感謝，更是對生活中的一切表達感謝。在你的日常生活裡，有些事情可能一開始看起來很糟糕，但經過進一步反思，實際上是給了你一個學習和成長的機會，謝謝每一個讓我們變得更加強大和聰明的困難，感恩冥想練習讓我們認識到這些生命中的祝福。

雖然這聽起來似乎有點複雜，別擔心，讓我們一起開始練習。

01 感恩冥想

1
首先，找一個安全、
安靜的地方。

2
以舒適、穩定的姿勢
坐直。

CHECK!
確定自己不會被打擾。
可以是輕鬆的散盤坐
姿，或是跪坐。如果
有需要，可使用坐墊
或瑜伽磚。

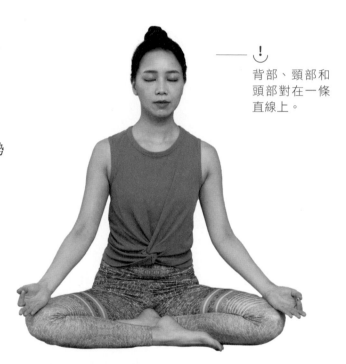

背部、頸部和
頭部對在一條
直線上。

POINT
或者也可以選擇在舒適的地方躺下，膝蓋下有
一些支撐，確保足夠溫暖。如果房間涼爽，可
能需要增添一件衣服或毯子。鬆開任何會妨礙
你舒適呼吸、感受到限制的衣服。

3

將眼睛輕輕閉上或者保持柔和的凝視，不專注於任何特別的事物。

4

慢慢地深呼吸，讓自己回到當下，開始感覺更加平靜和集中。

5

現在，花一些時間自我掃描身體是否有任何緊繃、緊張或酸痛的區域，然後將溫暖、充滿氧氣的呼吸吸入該區域；接著在吐氣時，慢慢釋放壓力、慢慢把這口氣吐光。

6

現在，注意任何憂慮、恐懼、憤怒、嫉妒、哀傷的感受。為這些情緒呼吸，專注於它們，並在吐氣時讓它們流出。再一次吸入任何不舒服的情緒，然後吐氣，釋放它們。

7

現在，吸氣的同時，將任何關於回憶、計劃、安排等其他的想法，隨著每一次吐氣時，讓這些想法隨著呼吸一起流出。

接續下頁 ▶▶   155

01 感恩冥想

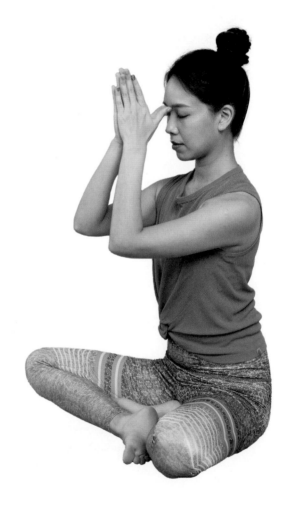

8

現在，我們的身體、情緒和思想更清晰、更開闊、更自由，可以開始專注於我們感激的事件、經歷、人、寵物或是所擁有的東西。

9

現在，我們將練習感恩咒語。用「我感謝」當作開頭，重複十次，每次重複「我感謝」時，試著想出一些你想要感激的事物（不重複）。

CHECK!

如果不太確定要感激什麼，或許從感謝日、感謝陽光透進我的窗戶照亮了房間、感激自己的身體、感激舒適的床鋪、感謝冰箱有食物⋯⋯等等。

• •

10

想想生命中那些豐富你生活的人和寵物，那些對你微笑並為你加油的人，家人、朋友、同事和同學。

11

花點時間思考一下，在這一刻感到感激的原因。

當我們體驗到感恩、關懷和包容等積極情緒時，我們的意識就會擴大，創造力和解決問題的能力就會增強，無論選擇做什麼，我們都會變得更有效率。

它是關於體驗那種欣賞的感覺，無論是對家人或朋友，美麗的陽光、燦爛的日子，還是一杯好咖啡的樂趣。可以是大事或小事，有形的或無形的——也許是從受傷或疾病中成功康復，或者是你經歷了艱難的人生教訓，在那裡你從另一邊走出來，變得更強大、更自信。

感恩冥想練習的美妙之處在於，可以在一天中的任何時間、任何地點以多種方式進行練習，舉例來說，可以在沖泡完美的咖啡時，設計自己的個人晨間感恩冥想！晚上坐下來進行感恩冥想是一個機會，可以用心反思一天中的美好時光。

Chapter

05

和緩的流動
與修復

10、15、30分鐘的
全身瑜伽練習

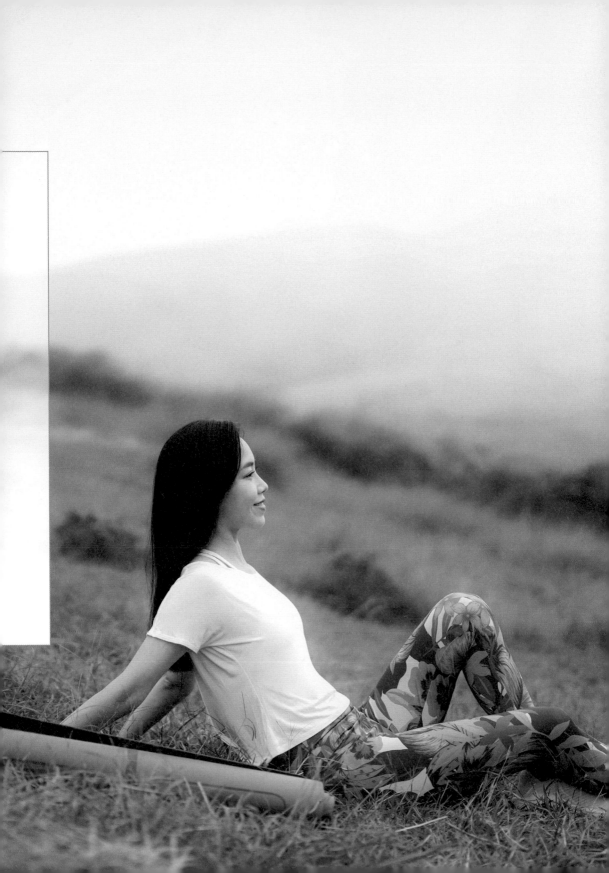

15
MIN

YOGA WORKOUT · 01 ·

鬆開後背的
扭轉與後彎練習

· EXERCISE ·

01 貓牛式

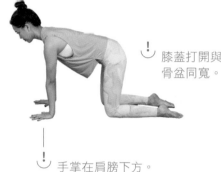

1 / 四足跪姿，手指張開壓穩地面。

膝蓋打開與骨盆同寬。

手掌在肩膀下方。

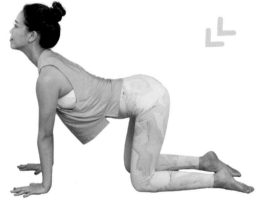

2 / 吸氣時感覺腹部下沉，讓肩膀盡量遠離耳朵。

3 / 吐氣時拱背，把肚子向內收，低頭看向肚臍，反覆五次。

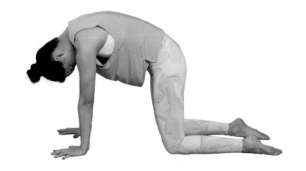

EXERCISE

02 四足跪姿扭轉

1 從四足跪姿開始，右手抬起，左手掌推地，盡量讓上下手臂成一直線。

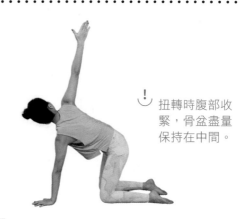

扭轉時腹部收緊，骨盆盡量保持在中間。

2 右手穿過身體下方，來到身體左側，肩膀不落地，再回到 **1**，重複三次；第三次抬起手時，停留三個呼吸。

打開左肩和胸口。

3 最後一次扭轉時讓肩膀落地，試著將左手背到背後，停留五個呼吸後換邊進行。

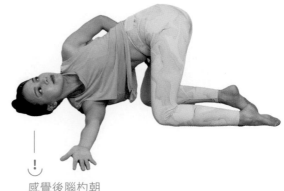

感覺後腦杓朝向地板更多。

03 鳥狗式變化型

1/ 回到四足跪姿，右腳往後、左手往前舉起，平行地面，微微拱背。

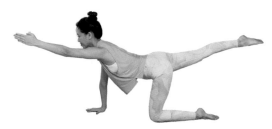

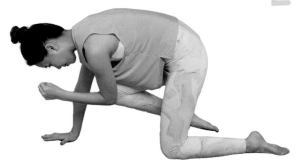

2/ 將舉起的手腳往中間靠近後，再分別舉起，重複三次。

3/ 第三次舉起時，彎曲膝蓋、讓左手往後抓到右腳，用手將腳往上提，停留五個呼吸。

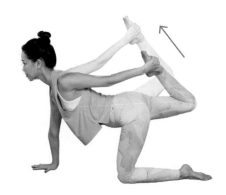

接續下頁 ▶▶　　163

03 鳥狗式變化型

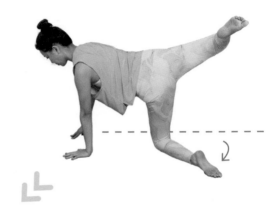

4 左手放回地面，右腳保持舉起，左腳小腿向外放 **45** 度。

5 轉身用右手抓右腳，身體朝向右邊。

6 右手將右腳往後拉，感覺胸口和髖朝右打開，停留五個呼吸；結束後換邊，從 **1** 開始重複。

正面動作

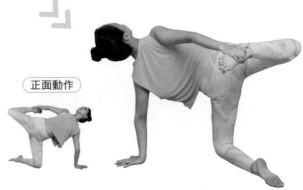

04 駱駝式

1 跪姿，腳趾頭踩地，將左手扶在左腳跟上。

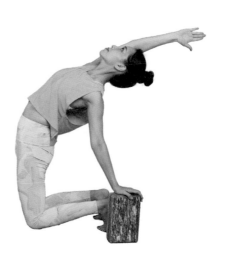

CHECK!

可以將瑜伽磚放在腳邊，手扶在磚上。

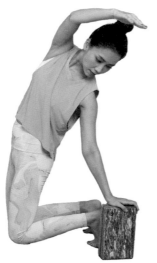

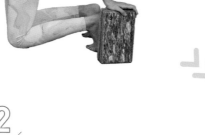

2 右手從左下往右上畫大圈，胸口向上轉，把身體帶起後回到 **1**，重複三次。

接續下頁 ▶▶

04 駱駝式

....

3

最後一次將身體帶起時，試著將
右手扶到右腳跟上進入駱駝式，
停留五個呼吸。

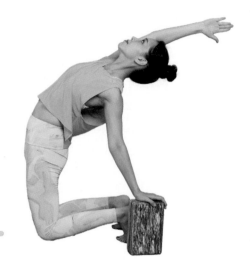

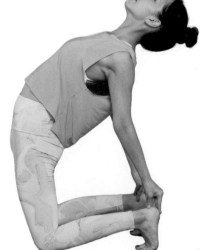

4

五個呼吸結束後，
換邊從 **1** 開始重複。

CHECK!

如果扶右腳太勉強，
可以將手停留在空中，
或是讓右手扶著腰背，
將屁股再往前推，確
保腰沒有折到的感覺。

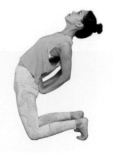

· EXERCISE ·

05　直腿前彎

· ·

1
坐姿，雙腿往前伸直。

2
吸氣時雙手高舉過頭，吐
氣的時候上半身往前彎，
停留三～五個呼吸。

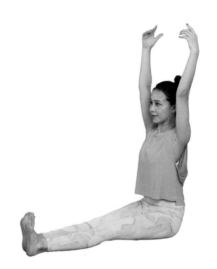

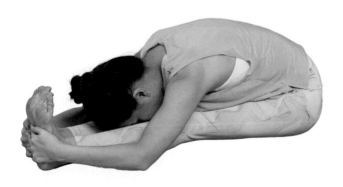

05 直腿前彎

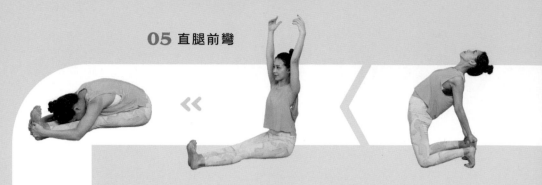

YOGA WORKOUT · 01 ·

鬆開後背的
扭轉與後彎練習

15

MIN

star

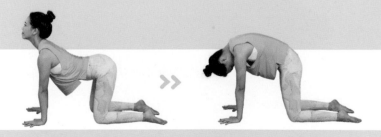

01 貓牛式

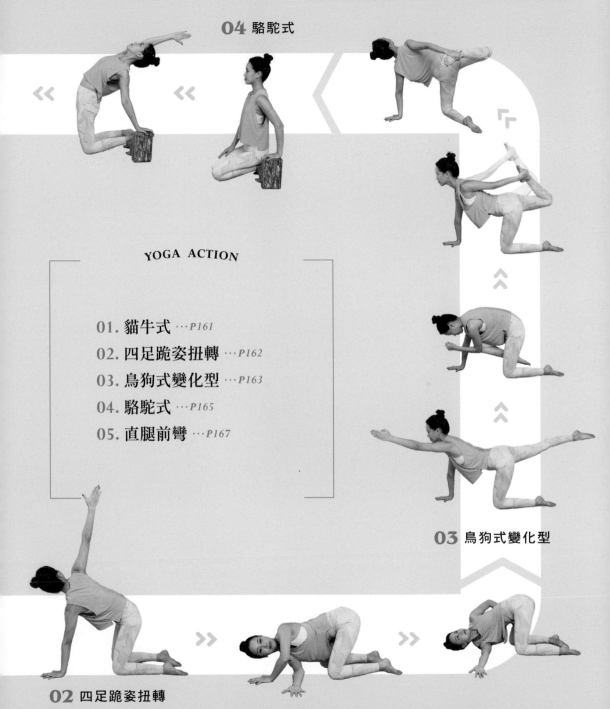

04 駱駝式

YOGA ACTION

03 鳥狗式變化型

02 四足跪姿扭轉

30
MIN

啓動核心
並舒緩緊繃的
活力練習

01　坐姿伸展肩頸序列

1 從跪坐姿開始，吸氣時將雙手高舉過頭，十指交叉、掌心朝上，停留五個呼吸。

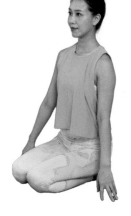

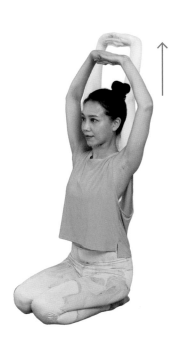

2 吐氣彎曲手肘夾背，感覺兩邊肩胛骨靠近；吸氣將手高舉，重複五次。

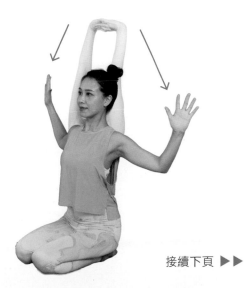

接續下頁 ▶▶ 171

01 坐姿伸展肩頸序列

....

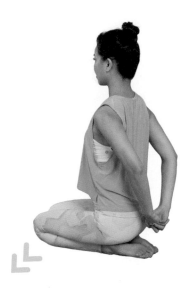

3 / 吸氣時將雙手在
背後握拳。

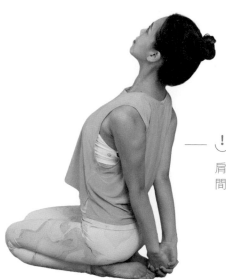

— ⌄
肩胛往中
間夾。

4 / 吐氣時將拳頭盡量
靠近地面,停留五
個呼吸。

5 手點地，將小腿放到右
臀外側，吸氣時再次讓
雙手向後交互握拳。

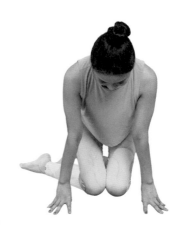

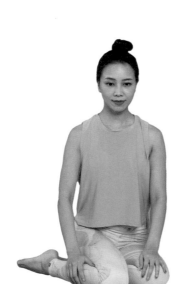

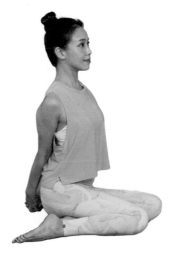

接續下頁 ▶▶

01 坐姿伸展肩頸序列

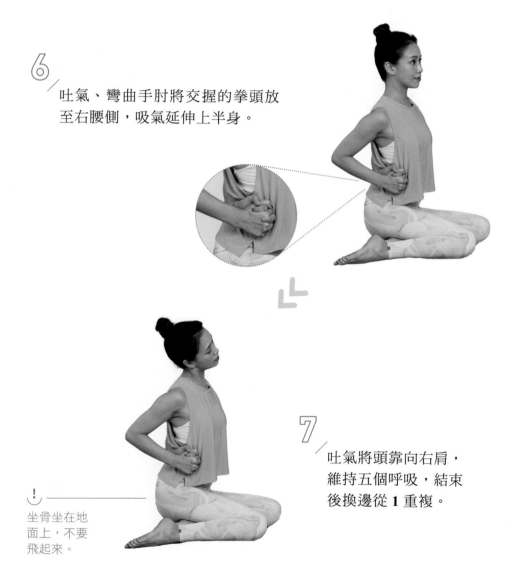

6 吐氣、彎曲手肘將交握的拳頭放至右腰側，吸氣延伸上半身。

7 吐氣將頭靠向右肩，維持五個呼吸，結束後換邊從 **1** 重複。

! 坐骨坐在地面上，不要飛起來。

02 新月式流動序列

1
來到四足跪姿。慢慢推
到下犬式，維持五個呼
吸。

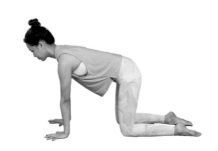

啟動核心，
將尾骨抬向
天空。

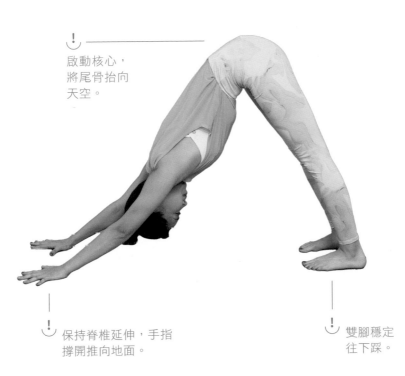

保持脊椎延伸，手指
撐開推向地面。

雙腳穩定
往下踩。

接續下頁 ▶▶

02 新月式流動序列

∙∙

2 右腳踢高、呈三隻腳
的下犬式。接著大步
踩到兩手中間，左膝
跪地來到新月式。

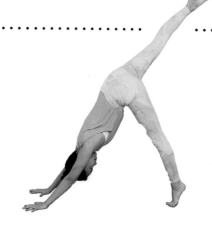

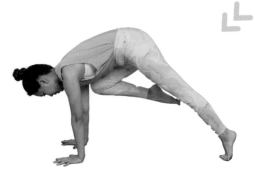

3 雙手向上舉起過頭，
保持平衡，維持五
個呼吸。

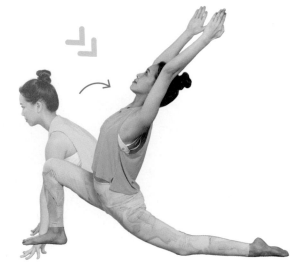

4／吐氣將臀部向後移到左膝蓋正上方，前腿伸直，將右腳趾朝向自己內勾，維持五個呼吸。

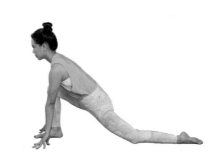

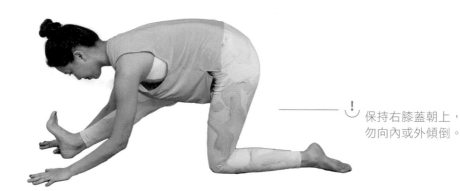

保持右膝蓋朝上，勿向內或外傾倒。

5／雙手按穩地面，前腳退回後腳，在下犬式停留三個呼吸，換邊從 1 開始重複。

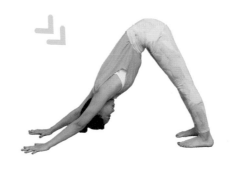

03 強化核心、放鬆腿部的減壓序列

1
下犬式開始，吸氣時右腳踢高，吐氣時彎曲右膝蓋。

保持核心啟動。

手腕及肩膀呈一直線，後腿盡量伸直。

可試著靠近腋下。

2
讓右大腿靠近肚子，膝蓋靠近上手臂，重複三次。第四次腳踢高時停留，維持五個呼吸。

3

踢高的右腳一個大步踩到
右手外側，左膝跪地來到
蜥蜴式，手肘支撐在地板
上，停留八個呼吸。

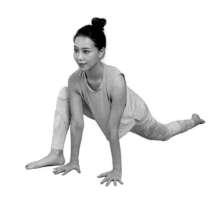

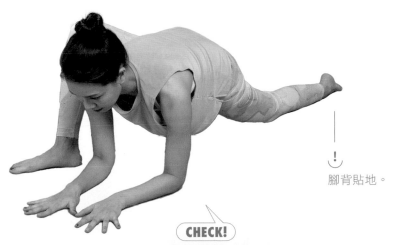

腳背貼地。

CHECK!

可在手肘下墊瑜伽磚。

接續下頁 ▶▶　　179

03 強化核心、放鬆腿部的減壓序列

4 / 彎曲左膝，右手畫大圈往後抓住
左腳，停留八個呼吸。

CHECK!
可以試著將左腳掌
放到臀部、左手肘
撐地，加深伸展。

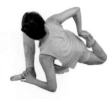

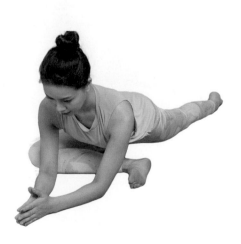

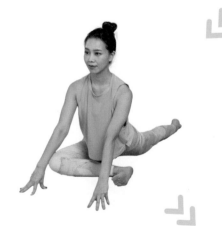

5 / 鬆開左腳，讓右腳維持膝蓋彎
曲、往左移並放在瑜伽墊上，
彎曲手肘，進入右腳在前的鴿
式後，停留八個呼吸。

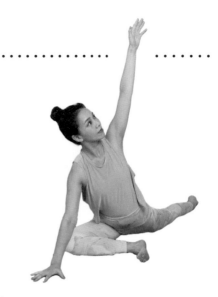

6／上半身抬起、手點地，左手高舉
過頭，身體扭轉到右邊，將左手
穿過右邊腋下，讓肩膀和臉貼地，
停留五個呼吸。

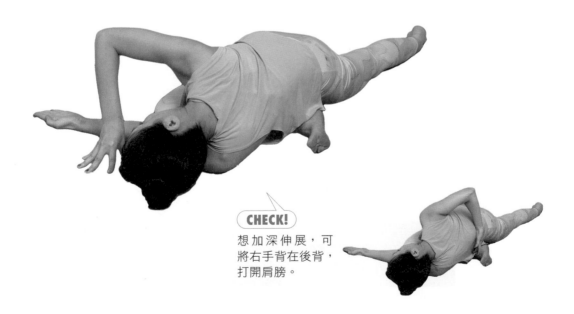

CHECK!

想加深伸展，可
將右手背在後背，
打開肩膀。

接續下頁 ▶▶　　181

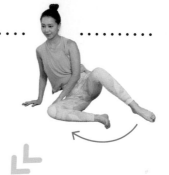

7

將重心坐往右臀，左腳畫大圈往前，
踩到右大腿外側準備進入半魚王式。

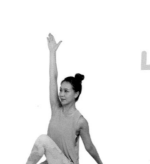

8

左手點在後方的地板，彎
曲右手手肘扭轉至左邊，
感覺左大腿和右手互相對
抗的力量，停留五個呼吸。

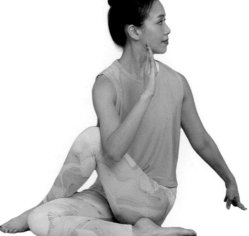

∙∙

9/ 身體回到正面，將兩邊膝蓋上下
重疊，雙手往前伸直，右上左
下，將雙手互相捲起。

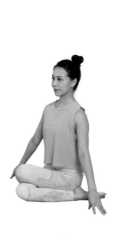

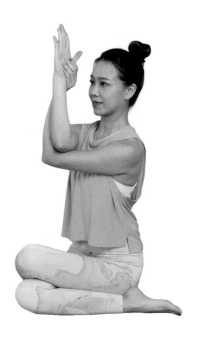

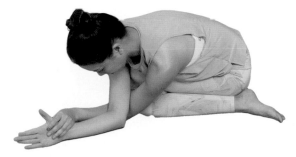

10/ 保持坐骨坐穩地面，慢
慢前彎，停留五個呼吸。

接續下頁 ▶▶　　183

03 強化核心、放鬆腿部的減壓序列

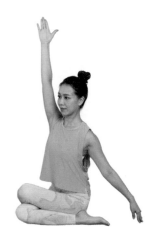

11

鬆開雙手，合十後扭轉至左邊，
讓右手肘卡在左大腿外側。

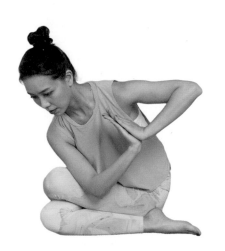

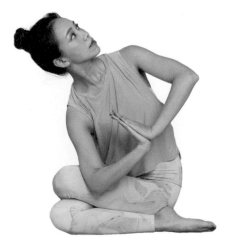

12

吸氣時將雙手掌推至心正中
央，感覺肚子要遠離大腿，停
留五個呼吸。

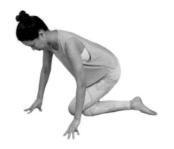

13
身體回到正面，雙手來到身體
前方點地，從屁股開始將身體
推起呈高跪姿，雙手扶在腰側，
停留五個呼吸。

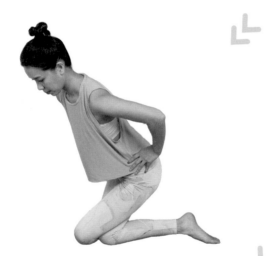

14
坐回地上，雙手往前壓穩地
板，抬起臀部並解開雙腳，
來到下犬式停留五個呼吸
後，從 1 開始換邊重複。

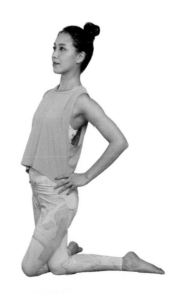

04 臥英雄式結束序列

1
/ 躺在瑜伽墊上，雙腳踩地。

2
/ 將瑜伽磚調整到二樓高度，墊在尾骨，伸直雙腿，放鬆腰與下背。

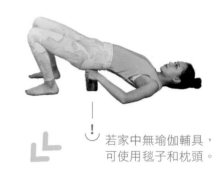

若家中無瑜伽輔具，可使用毯子和枕頭。

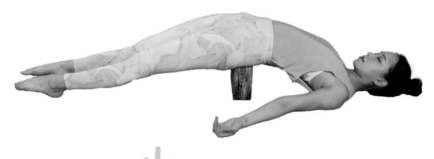

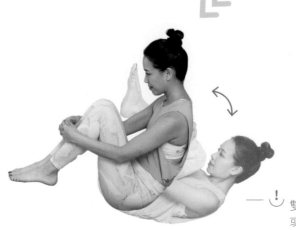

3
/ 將磚移開，彎曲膝蓋、雙手環抱在膝蓋前、前後滾動三～五次按摩後背。

雙手環抱住小腿前側，或抱在大腿的後側。

4／跪起身，將兩腿的小腿肚向外撥，屁股坐在兩個腳跟的中間。

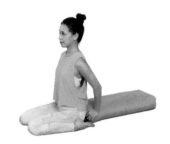

5／整理兩邊的坐骨，吐氣的時候慢慢向後，躺在瑜伽枕上，停留三十秒～一分鐘。

注意膝蓋、腳背、腳踝有沒有不舒服。

CHECK!
如果無法做到臥英雄式，可以改為單腿臥英雄式，記得要換邊停留。

6／雙腳伸直，打開與瑜伽墊同寬；雙手掌心朝上，自然地放在身體兩側。

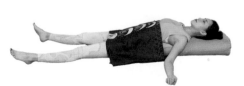

7／感覺從眉心開始放鬆，讓身體往下沉往地板，持續至少三～五分鐘的大休息後結束練習。

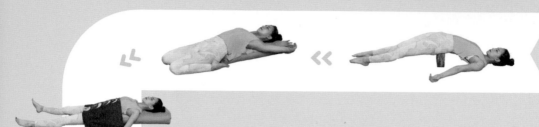

YOGA WORKOUT · 02 ·

啓動核心並
舒緩緊繃的
活力練習

30
MIN

star

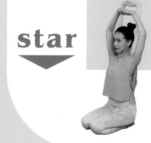

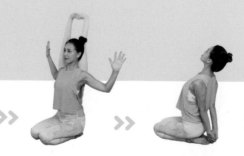

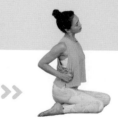

01 坐姿伸展肩頸序列

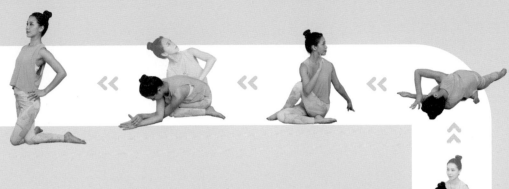

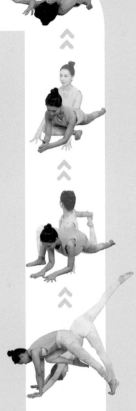

YOGA ACTION

03 強化核心、放鬆
腿部的減壓序列

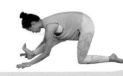

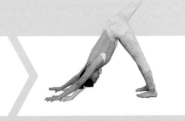

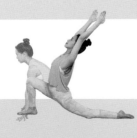

02 新月式流動序列

10
MIN

YOGA WORKOUT · 03 ·

一張椅子就能做！
給久坐族的
辦公室伸展

EXERCISE

01 坐姿船式核心訓練

1 坐在椅子的中間，雙手左右抓穩椅面，將重心放在尾骨。

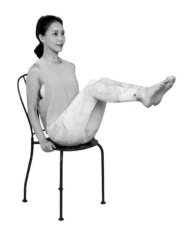

2 讓小腿舉起至與膝蓋平行，找到平衡點。

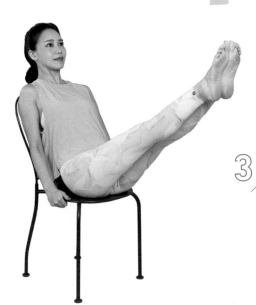

3 雙腿向前向上伸直，維持三～五個呼吸後回到 **2**，重複三～五次，過程中保持核心收緊。

191

02 坐姿鴿式伸展臀腿

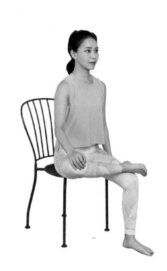

1 / 先讓右腳彎曲放置左膝蓋上,左腳踩地。

2 / 身體慢慢向前傾,感受右邊屁股及大腿內側的伸展,維持三～五個呼吸。

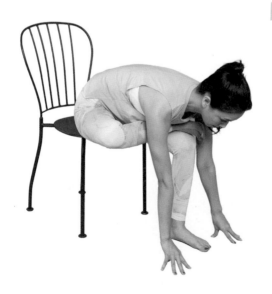

3 / 再慢慢將雙手往下放,點到地面,加強伸展。結束後換邊。

· EXERCISE ·

03　坐姿鴿式扭轉

1／左腳彎曲膝蓋，放在右大腿上。

2／讓身體慢慢往右後方扭轉，右手放在椅背上，左手在右膝蓋外側，幫忙加深扭轉。

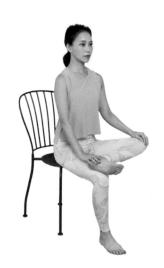

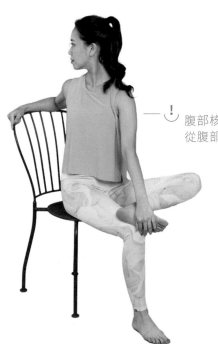

腹部核心收緊，先從腹部開始轉。

3／停留三～五個呼吸，結束後換邊。

04 畫大圈放鬆肩關節

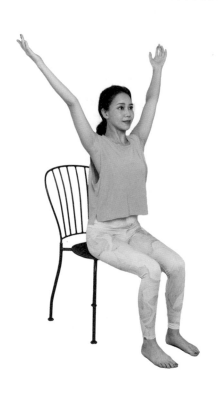

1 坐在椅子前端，雙腳踩穩地面，雙手舉起打開，呈 V 字型。

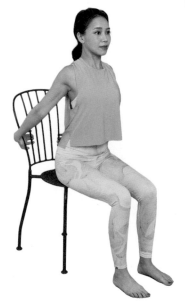

2 手臂往後、往下畫圈，反手抓住椅背，停留五～八個呼吸。

· EXERCISE ·

05　頸部放鬆

· ·

1／坐在椅子前面三分之一的位置上，
左手扶好椅面。

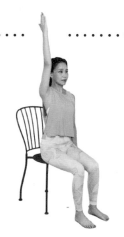

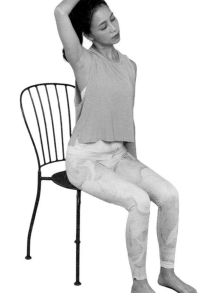

2／肩膀放鬆，舉起右手越過頭頂，
扶在頭部左側，讓脖子往右邊
倒，維持三～五個呼吸。

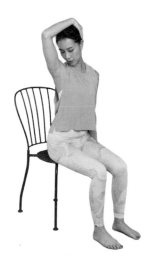

3／右手移到左耳後側，讓頭部往右
手腋下方向伸展，維持三～五個
呼吸後換邊。

06 椅背前彎伸展

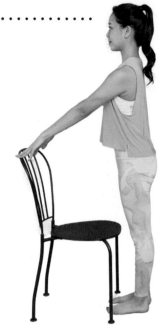

1 ／面對椅子前方，雙手扶穩椅背。

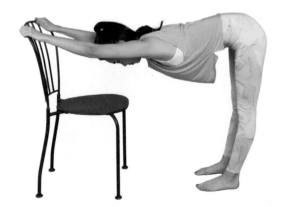

2 ／往後退的同時上半身前彎，感覺背部和肩膀的伸展。停留五～八個呼吸。

EXERCISE

07　坐姿伸展手臂

1

右手橫過胸前，左手肘彎曲，由外輕輕扣住右手臂。

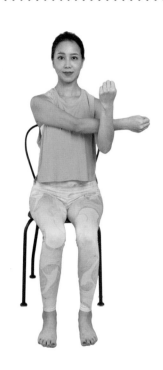

✖

不要為了伸展聳肩。

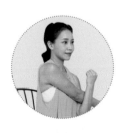

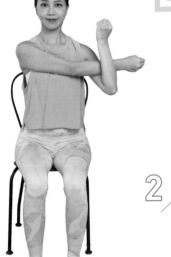

2

左手將右手往內壓，感覺手臂的伸展，停留三～五個呼吸後換邊。

197

EXERCISE 08 手臂交叉內捲伸展

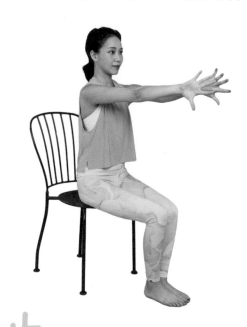

1 雙手舉起至胸前，往前伸直。

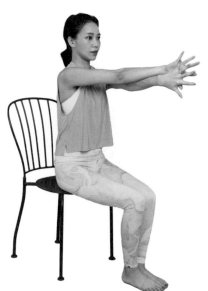

2 十個指頭張開，手背對手背，右手上，左手下，讓右手小指在上握拳。

198

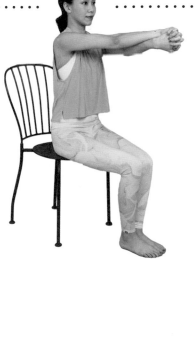

3 將雙手往內繞一圈後伸直，停留三～五個呼吸後，交換上下手臂位置重複。

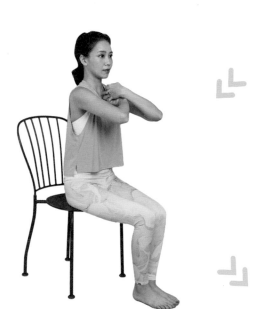

CHECK!

如果往內繞之後無法伸直，也可微彎手肘就好。

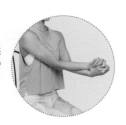

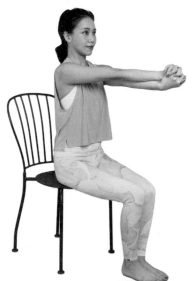

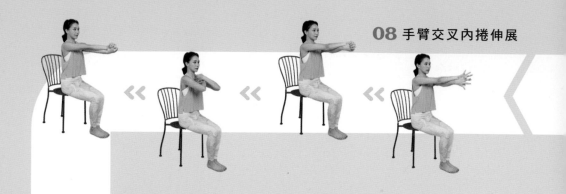

08 手臂交叉內捲伸展

一張椅子就能做！
給久坐族的
辦公室伸展

10
MIN

star

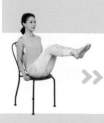

01 坐姿船式
核心訓練

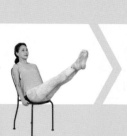

02 坐姿鴿式
伸展臀腿

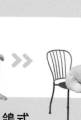

07 坐姿伸展手臂

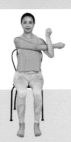
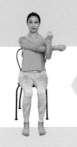

06 椅背前彎伸展

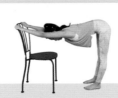
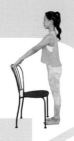

YOGA ACTION

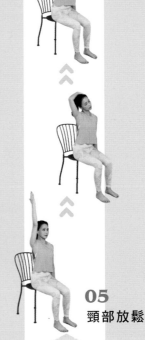

05
頸部放鬆

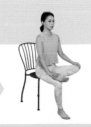
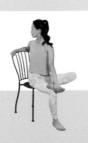

03 坐姿鴿式
扭轉

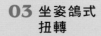

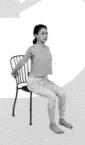

04 畫大圈放
鬆肩關節

修復瑜伽的身心放鬆練習

千萬點閱 YT 人氣頻道「凱蒂瑜伽」！
數十萬網友解痛伸展、減壓好眠的跟練日常

作　　　者：Katie（何雨涵）
責任編輯：賴秉薇
人物攝影：蔡傑曦 Jessy Tsai（外景）
　　　　　璞真奕睿影像（動作與棚內情境）
梳　　　化：湯晏寧
封面設計：比比司設計工作室
內文設計：王氏研創藝術有限公司
內文排版：王氏研創藝術有限公司

總 編 輯：林麗文
副 總 編：梁淑玲、黃佳燕
主　　編：高佩琳、賴秉薇、蕭歆儀
行銷企畫：林彥伶、朱妍靜

社　　長：郭重興
發 行 人：曾大福
出　　版：幸福文化／遠足文化事業股份有限公司
地　　址：231 新北市新店區民權路 108-3 號 8 樓
網　　址：https://www.facebook.com/happinessbookrep/
電　　話：（02）2218-1417
傳　　真：（02）2218-8057

發　　行：遠足文化事業股份有限公司
地　　址：231 新北市新店區民權路 108-2 號 9 樓
電　　話：（02）2218-1417
傳　　真：（02）2218-1142
電　　郵：service@bookrep.com.tw
郵撥帳號：19504465
客服電話：0800-221-029
網　　址：www.bookrep.com.tw

法律顧問：華洋法律事務所　蘇文生律師
印　　刷：凱林彩印股份有限公司
電　　話：（02）2974-5797
初版一刷：2023 年 2 月
定　　價：420 元

修復瑜伽的身心放鬆練習：千萬點閱 YT 人
氣頻道「凱蒂瑜伽」！數十萬網友解痛伸展、
減壓好眠的跟練日常 /Katie(何雨涵) 著 . --
初版 . -- 新北市：幸福文化出版：遠足文化
事業股份有限公司發行，2023.02
　　面；　公分
ISBN 978-626-7184-69-1(平裝)

1.CST: 瑜伽 2.CST: 運動健康
411.15　　　　　　　　　　　　111021958

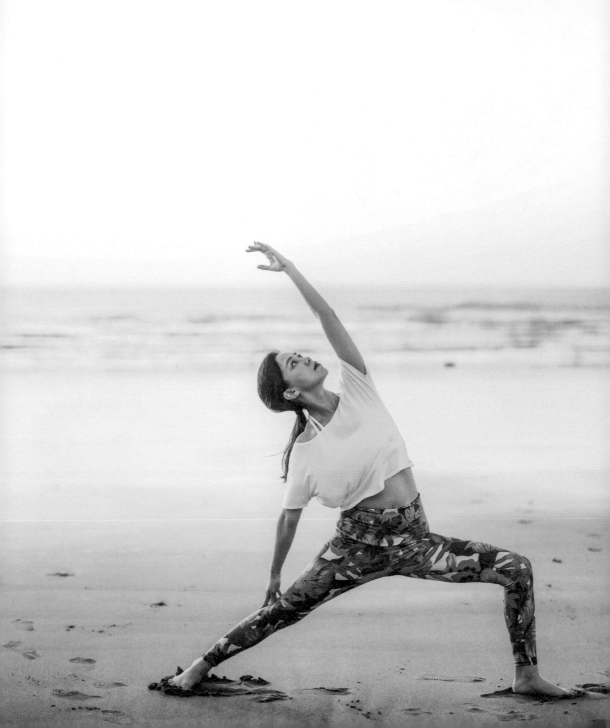

BONDI WASH®

純天然居家清潔品牌 BONDI WASH 來自澳洲，
創辦人 Belinda Everingham 從徐四金《香水》一書中獲得靈感，
如同葛奴乙一樣，以調製完美天然香氣為目標研發產品，
以澳洲原生植物精油為基底，調和其他香氛精油和天然植物成份，
不僅擁有強效抗菌效果，更擁有清新美好的香氛氣息，
適合居家清潔、個人護理和寵物照護，
獨具風格的天然產品，溫和不傷人體，保護地球也守護你的居家環境。

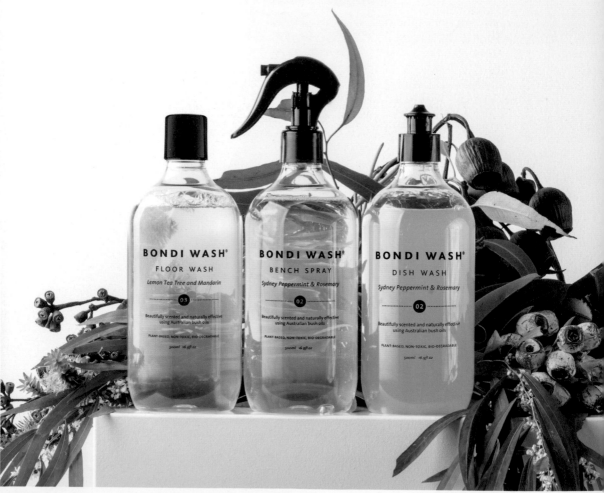

NEAL'S YARD REMEDIES

英國第一家獲得有機認證的健康美容保養品牌
我們以逾 40 年的有機卓越經驗為榮

1981年12月4日創辦人Romy Fraser在倫敦的柯分園，種下對自然、道德、健康、美麗與幸福生活熱忱的第一顆種籽。從一家小小的店鋪開始，尼爾氏香芬庭園發展成為世界級的有機、健康、優質肌膚保養品牌，並且深耕芳療教育，擁有英國IFPA認證校資格。

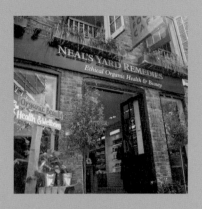

綠色先驅

尼爾氏香芬庭園是英國第一家獲得有機認證的健康肌膚保養品牌；第一家販售有機認證精油的大眾品牌；亦是第一家獲得「CarbonNeutral®碳中和」認證的大眾品牌。

有機認證

尼爾氏香芬庭園是英國第一家生產經「英國土壤協會 (Soil Association)」認證的肌膚保養品牌。英國土壤協會以極其嚴謹的標準獲得國際一致認可。此外，我們亦採用獲得美國官方有機標章「USDA認證」的原料進行生產。

公平交易

尼爾氏香芬庭園是英國率先採用「公平交易認證原料」來生產保養品的品牌之一。與人們建立穩固而長久的關係一向是尼爾氏香芬庭園的核心精神，許多供應商都已與我們並肩走過40個年頭。

純淨自然

尼爾氏香芬庭園不盲目的反科學，而是善用科學。產品配方正是天然成分與創新先進「綠色科學」的完美結合。

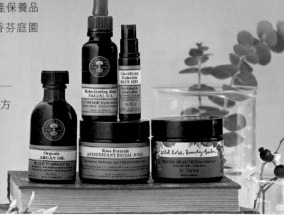

 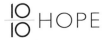

銷售據點 　　　線上購買

LIFORME

— 英國頂級正位瑜珈墊 —

由瑜珈人研發給瑜珈人
趨近完美的瑜珈墊

英國頂級 LIFORME 正位瑜珈墊

千錘百鍊的環保材質與製程
為每次的瑜珈體式提供了最
穩固的根基、絕佳的防滑力
，提升您每一次練習的質量

詳見官網

即日起
2023.8.31
輸入優惠代碼
liforme
即・享・官・網
85 折特惠

Katie Ho

無可取代五大卓越特色

Align For Me System
我的正位系統

Grip For Me
我的防滑系統

Support, Stability & Cushioning
支撐・穩定・保護

More Space
更多的揮灑空間

Planet Friendly, Body Kind
關愛地球・友善身體

Friends of the Earth

WWF

 yoga gives back

 glaad

 tree-nation

台灣區總經銷：Silver Net Global　　　盈望實業有限公司　　　電話：02-27011878

讀者回函卡

感謝您購買本公司出版的書籍，您的建議就是幸福文化前進的原動力。請撥冗填寫此卡，我們將不定期提供您最新的出版訊息與優惠活動。您的支持與鼓勵，將使我們更加努力製作出更好的作品。

讀者資料

●姓名：＿＿＿＿＿＿＿ ●性別：□男 □女 ●出生年月日：民國＿＿年＿＿月＿＿日

●E-mail：＿＿＿＿＿＿＿＿＿＿＿＿＿＿＿＿＿＿＿＿＿＿＿＿

●地址：□□□□□＿＿＿＿＿＿＿＿＿＿＿＿＿＿＿＿＿＿＿＿＿＿＿

●電話：＿＿＿＿＿＿＿ 手機：＿＿＿＿＿＿＿ 傳真：＿＿＿＿＿＿＿

●職業：□學生 □生產、製造 □金融、商業 □傳播、廣告
　　　　□軍人、公務 □教育、文化 □旅遊、運輸 □醫療、保健
　　　　□仲介、服務 □自由、家管 □其他

購書資料

1. 您如何購買本書？□一般書店（　　　縣市　　　書店）
　　　　　　　　　□網路書店（　　　　書店）　　□量販店 □郵購 □其他
2. 您從何處知道本書？□一般書店 □網路書店（　　　　書店）□量販店 □報紙
　　　　　　　　　　□廣播 □電視 □朋友推薦 □其他
3. 您購買本書的原因？□喜歡作者 □對內容感興趣 □工作需要 □其他
4. 您對本書的評價：（請填代號 1. 非常滿意 2. 滿意 3. 尚可 4. 待改進）
　　　　　　　□定價 □內容 □版面編排 □印刷 □整體評價
5. 您的閱讀習慣：□生活風格 □休閒旅遊 □健康醫療 □美容造型 □兩性
　　　　　　　　□文史哲 □藝術 □百科 □圖鑑 □其他
6. 您是否願意加入幸福文化 Facebook：□是 □否
7. 您最喜歡作者在本書中的哪一個單元：＿＿＿＿＿＿＿＿＿＿＿＿＿＿＿＿
8. 您對本書或本公司的建議：＿＿＿＿＿＿＿＿＿＿＿＿＿＿＿＿＿＿＿＿
＿＿＿＿＿＿＿＿＿＿＿＿＿＿＿＿＿＿＿＿＿＿＿＿＿＿＿＿＿＿＿＿＿＿
＿＿＿＿＿＿＿＿＿＿＿＿＿＿＿＿＿＿＿＿＿＿＿＿＿＿＿＿＿＿＿＿＿＿

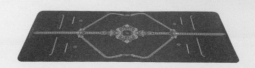

寄回函 · 抽大獎

LIFORME 經典瑜珈墊

市價 5,900 ／張，共 3 張（隨機出色）
回函截止日期：2023/5/8（郵戳為憑）

LIFORME

23141

新北市新店區民權路 108-3 號 8 樓

遠足文化事業股份有限公司　收

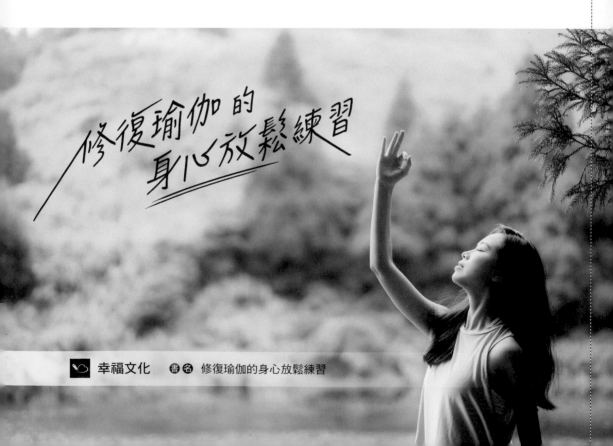

幸福文化　書名　修復瑜伽的身心放鬆練習